Jürgen Kriz * Nach-Gedacht

JÜRGEN KRIZ

NACH-GEDACHT

Kommentare aus
2005 - 2016

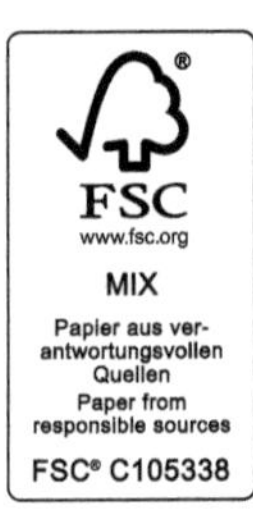

Bibliographische Information der Deutschen Nationalbibliothek
Die Deutschen Nationalbibliothek verzeichnet diese Publikation
in der Deutschen Nationalbibliografie; detaillierte bibliographische
Daten sind im Internet über http://dnb.dnb.de abrufbar

Herstellung und Verlag
BoD - Books on Demand, Norderstedt

ISBN: 9 783844 805307

Inhalt

Vorwort

Seit gut einem Jahrzehnt – von Heft 3/2005 bis heute – wurde in jedem Heft der Zeitschrift *Gesprächspsychotherapie und Personzentrierte Beratung* der GwG ein „Nach-Gedacht" veröffentlicht. Kommentiert wurden darin jeweils aktuelle Geschehnisse, die mir aus humanistisch-psychologischer Sicht bemerkenswert erschienen. Die Leid-Themen in diesen Jahren kreisen um die vielfältigen offenen und subtilen Angriffe und Entwertungen dessen, was wir mit „Mensch", „Person" oder „Individuum" meinen, zugunsten einer auf vordergründige Effizienz, Funktionalisierung und Ökonomisierung ausgerichteten Vereinnahmung.

In zahlreichen Rückmeldungen, die ich in den letzten Jahren hierzu erhielt, wurde betont, dass diese Rubrik gern gelesen wurde – trotz (oder wegen) der Kürze der Beiträge von nur 1 Druckseite (ca. 5.500 Zeichen). In der Tat bestand ein Großteil der Arbeit oft darin, einen durch Recherchen zunächst umfangreicher angewachsenen Artikel auf diese Länge zu reduzieren und dabei viele Details und auch gute Argumente wieder zu streichen. Darin stellte sich allerdings auch immer eine interessante Herausforderung.

Im Gegensatz zu den längeren Artikeln in der Zeitschrift gibt es für das Nach-Gedacht (meines Wissens) kein Archiv. Da im Zeitalter der Digitalisierung ohnedies kaum noch Papier-Versionen aufgehoben werden, gibt es also keinen Zugriff (nicht einmal ich selbst habe wirklich _alle_ Beiträge wiedergefunden). So entstand die Idee, nach einem Jahrzehnt diese Beiträge gesammelt zu veröffentlichen und als Band oder als e-book zur Verfügung zu stellen.

Bei der Durchsicht und dem neuerlichen Lesen der Nach-Gedacht fiel mir auf, dass recht viele Beiträge neben dem aktuellen Thema einen zweiten Fokus haben: Es geht dabei um eine Verbindung zwischen dem allgemein-politischen Geschehen und dem Kampf der Humanistischen Psychotherapie mit ihrem Ansatz der Gesprächspsychotherapie gegen die Ausgrenzung dieser Positionen aus der Psychotherapie und den akademischen Fachdiskursen in Deutschland. Die erfolgte Monopolisierung der internationalen und auch ehemals deutschen Pluralität an Zugängen durch ein experimentell-behaviorales Paradigma als einzige „wissenschaftlichen Wahrheit" hat nicht nur beachtliche Forschungs- und Lehrressourcen aus den Universitäten verdrängt. Mit den Instrumenten G-BA und WBP wurde auch im Bereich der Psychotherapie ein Monopol erwirkt, das nur wenig durch psychodynamische Ansätze und eine verbreiterte Sichtweise der Verhaltenstherapie abgemildert wird.

Zunächst wollte ich etliche der Nach-Gedacht, die solche Themen enthalten, *nicht* mit aufnehmen. Beim genaueren Hinsehen fand ich aber viele der Aspekte und Argumente doch immer noch aktuell und relevant. Ich mute und traue daher den LeserInnen zu, die Entscheidungen über die Auswahl selbst zu treffen.

Ich hoffe, dass viele Menschen in diesen Nach-Gedacht auch heute noch Anregendes entdecken.

Osnabrück, Mai 2016　　　　　　　　Jürgen Kriz

Mundtot als neues „Qualitätsmerkmal"?

Kommentar in Heft 3/2005

Damit es ja niemand überliest, war das folgende Zitat im „Newsletter" 2/2005 der Bundespsychotherapeutenkammer (BPtK) kursiv und gesperrt gedruckt. Nicht genug: es war auch noch mit einer Kasten-Umrahmung versehen und ins Zentrum der Seite 3 gerückt.

> *„Die Anwendung der Methoden der evidenzbasierten Medizin ist international mit Ausnahme einzelner Teile Deutschlands und Österreichs unumstritten."* (Prof. Sawicki im Rahmen einer Pressekonferenz im April 2005)

Unterstellen wir einmal, dieser Satz sei von Prof. Dr. med. Peter Sawicki, dem Leiter des relativ neu gegründeten Instituts „für Qualität und Wirtschaftlichkeit im Gesundheitswesen", wirklich so gesagt worden. Als Kenner der besonderen Probleme des Sektors „Psychotherapie" im Gesundheitswesen hat sich Sawicki selbst nie bezeichnet: Das Institut befasst sich vornehmlich mit Aspekten von somatischer Medizin, Apparaten und Pharma-Produkten. Und dass auch der „Gemeinsame Bundesausschuss" (G-BA) mit seiner neuen Verfahrensordnung die Unterschiede zwischen der Beurteilung z. B. eines neues Medikaments und einem seit Jahrzehnten erprobten Psychotherapieverfahren ignoriert, ist bekannt und bedauerlich. Eigentlich sollten Psychotherapeuten eher kritisch sein, wenn ihnen solche Konzepte übergestülpt werden - und wenn dazu noch „Unumstrittenheit" eingefordert wird.

Was mag es also bedeuten, wenn ein Organ der Psychotherapeuten dieser Aussage einen solch herausragenden Stellenwert einräumt? Und was ist eigentlich gemeint?

Sollen sich die „einzelnen Teile" (von „Wissenschaftlern" oder gar „Kollegen" zu sprechen, lag wohl nicht drin) „Deutschlands und Österreichs" schämen, dass sie so provinziell und hinterwäldlerisch sind? Nicht im (vermeintlich) „internationalen" Strom mitzuschwimmen, ist ja heute ein harter Vorwurf – politisch (Irak-Krieg) wie wissenschaftlich. Wer wagt da schon, sich als nicht-dazugehörig zu outen?

Nun, man könnte zunächst einfach konstatieren, dass die zitierte Behauptung im Wesentlichen falsch ist. Wie selbst der o. a. Artikel einräumt – leider deutlich kleiner gedruckt – zeigt „die wissenschaftliche Diskussion ... des Netzwerks für evidenzbasierte Medizin ... dass die gewünschte Reduktion der Methodenbewertung auf RCT methodisch häufig inadäquat wäre". Ebenso finden sich z. B. im aktuellen Heft der *Zeitschrift für ärztliche Fortbildung und Qualität im Gesundheitswesen* (Heft 4-5, 2005) mit dem „Schwerpunkt: Pluralismus in der Medizin - Pluralismus der Therapieevaluation" vorwiegend kritische Aspekte zur umstrittenen EBM und RCT. Und das bei einem großen internationalen (!) Advisory Board. Letztlich zeigt auch ein Blick ins Internet, dass selbst in den USA und in Zeitschriften der APA weder RCT noch EBM international unumstritten sind.

Bei diesen Richtigstellungen könnte man es bewenden lassen: Wieder einer der Versuche, mit einer falschen Behauptung Stimmung zu machen, kritisches Nachdenken zu diskreditieren und Abweichler vom Mainstream einzuschüchtern.

Doch macht diese Art kognitiver Irreführung inzwischen so Schule, dass wir einen Moment genauer hinsehen sollten, um uns nicht immer ins Bockshorn jagen zu lassen. Wird doch zunehmend mit großem „Tätärä" zur Denkkonformität geblasen: „Effektivitätärä!" „Qualitätärä!", „Internationalitätärä!". Und wer da nicht einfach so mitblasen mag, wird als provinziell und unwissenschaftlich angeprangert.

Doch als Therapeuten, die wir sensibel für Sprache und Kommunikation, für Metaphern und subtile Machtspiele sein sollten, lohnt es sich, diese Sprachstrukturen näher zu durchleuchten. Was ist eigentlich strukturell dran an dem pejorativen Hinweis auf „Unumstrittenheit"?

Ist nicht Wissenschaft - nach allen Lehrbüchern der Wissenschaftstheorie - jenes soziale Unterfangen, das Zweifel an den Konsensen geradezu zu institutionalisieren hat? Ist die „Umstrittenheit", ausgetragen in Diskursen und Disputen, nicht gerade das, was Wissenschaft auszeichnet? Heißt doch die mündliche Prüfung der Promotion fast allerorts „Disputation"! Wäre „Unumstrittenheit" daher nicht das Ende von Forschung und Wissenschaft zugunsten einer fröhlichen Bekenner- und Glaubensgemeinschaft?

Ich sehe daher nur zwei mögliche Appellfunktionen in dem o. a. Zitat:

Entweder (1.) sind die Argumente gegen RCT und Evidenzbasierung, als alleinigem Kriterium der Beurteilung, so grundfalsch und endgültig widerlegt, dass eigentlich nur deutsch-österreichische Hinterwäldler das Unbestreitbare noch bestreiten. Solche endgültigen Widerlegungen - die es in der Wissenschaft ohnedies extrem selten gab - sind mir allerdings nicht bekannt.

Oder aber (2.) es gibt sehr wohl gute Gründe, über die Anwendung der Methoden zu diskutieren und zu streiten. Wenn dann international - *„mit Ausnahme einzelner Teile Deutschlands und Österreichs"* – trotzdem der Eindruck von „Unumstrittenheit" entsteht, können die kritischen Wissenschaftler andernorts offensichtlich nur mundtot gemacht worden sein. Da liegt es nicht allzu fern, die implizite Botschaft zu ergänzen: „...und das sollte man nun endlich auch mit diesen kritischen ‚einzelnen Teilen Deutschlands und Österreichs' machen!"

Das wäre dann freilich tatsächlich eine „qualitativ" neue Stufe in der Kontroverse um den arg strapazierten Begriff „Qualität" im Gesundheitswesen. Und ein neues, noch eingeengteres Verständnis des nicht weniger strapazierten Begriffs „Wissenschaftlichkeit" hätten wir damit auch. Ich hoffe aber, solche Vorstellungen bleiben nicht unumstritten – selbst jenseits deutsch-österreichischer „Einzelteile".

Nützlich, Notwendig und Wirtschaftlich?

Kommentar in Heft 4/2005

Bekanntlich wird die sozialrechtliche Anerkennung der Gesprächspsychotherapie in Deutschland vom G-BA (Gemeinsamen Bundesausschuss der Ärzte und Krankenkassen) und dessen Rechtsvorgänger seit rund 17 Jahren mit großer Akribie und noch größerem Zeitaufwand geprüft.

Offensichtlich steht viel auf dem Spiel. Insbesondere geht es um die Frage, ob hierzulande in psychotherapeutischen Praxen neben den psychodynamischen und verhaltenstherapeutischen Verfahren endlich (wieder) legal Gesprächspsychotherapie durchgeführt und dazu qualifiziert ausgebildet werden darf.

Ein Ende dieser Prüfprozedur ist nicht in Sicht: Es finden sich immer wieder Gründe, selbst dem Ministerium gegenüber genannte Termine hinauszuschieben. Obwohl – oder weil? - die vor über einem Jahr aufwendig durchgeführte bundesweite Umfrage so überaus positiv für die Gesprächspsychotherapie ausfiel.

Fast ausnahmslos bestätigten dabei nicht nur zahlreiche Einrichtungen, Klinken und Fachleute diesem Ansatz die Nützlichkeit, Notwendigkeit und Wirtschaftlichkeit, sondern viele - bis hin zu Länder- und Bundespsychotherapeutenkammer - forderten eindringlich, dass die Gesprächspsychotherapie „nun endlich und noch im Jahre 2004" die volle sozialrechtliche Anerkennung erhalten müsse. Seitdem hat man von dieser Umfrage nichts mehr gehört, so dass sich noch zeigen muss, ob und wie sie in diesem Verfahren wirklich der Bewertung diente, oder nur der zeitlichen Verlängerung.

Ohne Zweifel ist es zu begrüßen, dass der G-BA Nützlichkeit, Notwendigkeit *und* Wirtschaftlichkeit eines jeden Verfahrens prüft. Dies macht, auch über die gesetzlichen Vorschriften hinaus, sehr viel Sinn. Denn die Patienten sind nicht nur vor unseriösen oder gar schädlichen Behandlungsweisen zu schützen. Sondern die von der Solidargemeinschaft der Versicherten aufgebrachten Beträge sind so umzuverteilen, dass bei den Leistungen für Kranke eben die „Nützlichkeit, Notwendigkeit und Wirtschaftlichkeit" im Zentrum zu stehen hat. „Gut so!", könnte man daher sagen, wenn man den Aufwand an Material und Zeit betrachtet, mit dem der G-BA immer wieder und immer neue Aspekte ersinnt, die er „im Interesse der Versicherten" prüft.

Nach-denklich kann man allerdings dann werden, wenn man sich erinnert, dass bei Vorgängen wie „Prüfen", „Bewerten" und „Messen" aus Sicht der Wissenschafts- und Messtheorie ein „zu messendes System" mit einem „messenden System" in Interaktion tritt. *Messtheoretisch* ist also die Beziehung in hohem Ausmaß symmetrisch Und dies bedeutet, dass eine Asymmetrie in Form von hierarchischer Abhängigkeit des Beurteilten vom Beurteiler lediglich Machtverhältnisse widerspiegelt.

Die praktische Brisanz wird sofort deutlich, wenn man sich vorstellt, man würde die Qualität der Längenkonstanz von Stahlstangen mit einem Gummiband messen. Falls nämlich die Messdaten über wiederholte Messungen keine hinreichende Stabilität aufweisen, dann ist in diesem Beispiel augenfällig, dass man dies nicht einfach der mangelnden Qualität der Stahlstangen anlasten kann, sondern vielleicht eher der fragwürdigen Eigenschaft des Gummibandes als Maßstab.

Leider sind bei den üblichen realistischen Prüf-, Bewertungs-, und Messproblemen die zugrunde liegenden Sachverhalte nicht so augenfällig. Unser Beispiel macht aber sensibel dafür, dass ein ungünstiges Ergebnis bei der Interaktion nicht notwendig immer nur am zu messenden System liegt.

Diese messtheoretische Symmetrie darf wohl auch in dem G-BA Prüfverfahren einmal ernst genommen werden. Im Hinblick auf die „Interessen der Versicherten", um die es ja gehen sollte, lässt sich somit nicht nur in Bezug auf die Gesprächspsychotherapie, sondern auch in Bezug auf das Prüfverfahren des G-BA nach dem Qualitäts-Tripel *„nützlich, notwendig und wirtschaftlich"* (NNW-Qualität) fragen; nämlich z. B.:

• Ist es *„nützlich, notwendig und wirtschaftlich"*, Psychotherapie weitgehend denselben Prüfmodellen zu unterwerfen, die für Pharmaprodukte entwickelt wurden?

• Ist es *„nützlich, notwendig und wirtschaftlich"*, wenn mit hohem Aufwand eine Befragung der Fachwelt vorgenommen wird, deren Ergebnisse offensichtlich nicht umgesetzt werden?

• Ist es *„nützlich, notwendig und wirtschaftlich"*, wenn ein Therapieverfahren an der legalen ambulanten Ausübung behindert wird, das im Ausland, in deutschen Kliniken und „unter anderer Abrechnung" auch weiterhin erfolgreich angewendet wird?

• Ist es *„nützlich, notwendig und wirtschaftlich"*, wenn nach 17-jährigem Prüfprozess so getan wird, als handle es sich um ein völlig neues Therapieverfahren und dabei Jahrzehnte klinischer Präsenz und zehntausende (auch in Krankenkassendateien nachweisbar) erfolgreich behandelte Patienten ignoriert werden? Geht es dabei wirklich um die Interessen „der Versicherten"?

Da ich sicher bin, dass den Lesern noch viele Fragen – und vielleicht auch manche Antworten – einfallen werden, kann ich es bei diesen wenigen bewenden lassen. Nochmals: bei aller Asymmetrie institutioneller Machtausübung, die dem G-BA nicht abgesprochen werden kann; geht es zumindest wissenschaftlich gesehen bei einer Prüfung (=Messung) stets um die Qualität beider Systeme. Aus Sicht der vielen erfolgreich behandelten Patienten, der überwiegenden Fachwelt, Kliniken, Kammern etc. hat „Gesprächspsychotherapie" in den vergangenen Jahrzehnten längst nachgewiesen, dass sie *„nützlich, notwendig und wirtschaftlich"* ist.

Ob die Vorgehensweise des G-BA ebenfalls als *„nützlich, notwendig und wirtschaftlich"* einzustufen ist, muss sich noch zeigen. Die Versicherten hätten aber ein Anrecht darauf, dass *„Nützlichkeit, Notwendigkeit und Wirtschaftlichkeit"* nicht nur für ein Psychotherapieverfahren, sondern auch für ein Prüfungsverfahren sichergestellt wird.

„Fall"-Geschichte

Kommentar in Heft 1/2006

„Hast Du eigentlich schon in *psychologie heute* gelesen, dass es da ein neues Buch gibt, das die Kollaboration von Viktor Frankl mit den Nazis aufdeckt? Und in Auschwitz war der auch nur drei Tage – seine angeblichen KZ-Erfahrungen können also gar nicht stimmen", meinte kürzlich eine Kollegin.

Natürlich habe ich die Rezension über den „Fall Viktor Frankl" (*psychologie heute*) gleich herausgesucht: Wurde doch gerade erst der 100. Geburtstag Frankls weltweit mit Symposien und Festveranstaltungen gefeiert. Frankl ist Begründer der Logotherapie, seine 32 Bücher wurden in 31 Sprachen übersetzt. Universitäten in aller Welt verliehen ihm insgesamt 29 Ehrendoktorate. Die amerikanische „Library of Congress" zählt ihn zu den zehn einflussreichsten Autoren des 20. Jahrhunderts.

In Deutschland ist man freilich zurückhaltender. Und das nicht nur mit Ehrendoktoraten: Vielmehr fand sich beispielsweise im von mir durchaus geschätzten Kultursender NDR III niemand bereit, diesen 100. Geburtstag und/ oder die beachtenswerten Veranstaltungen dazu (etwa im Wiener Rathaus) in irgendeiner Weise zu würdigen – obwohl dort sonst durchaus von Kultur-Ereignissen auch im Ausland, bis hinunter zu Mini-Konzerten in Scheunen, berichtet wird. Und 1997 konnte gerade noch verhindert werden, dass die Logotherapie als Verfahren eingestuft wird, das „auf magische ‚Kräfte' oder mystische ‚Energie' im Körper des Menschen rekurriert" (so der Textentwurf).

Dies belegt m. E. nicht nur absolute Ignoranz und schlampigste Recherche der Autoren, sondern vor allem ein feindliches geistiges Klima gegenüber allem, das sich nicht reduktionistisch auf behaviorale Kategorien operationalisieren lässt. Da die Rezension die spektakuläre Aussage der Kollegin eher zu untermauern schien, habe ich dieses Buch (leider) gekauft – auch wenn mir klar war, dass ein „kritisches Buch" mit dem Titel „Viktor Frankl. Das Ende eines Mythos?" just zum 100. Geburtstag Frankls und der (außerhalb Deutschlands) hohen Beachtung natürlich vor allem *verkaufstechnisch* gut kalkuliert ist.

Erhellendes fand ich allerdings weniger über Frankl, als über den Autor dieses Buches, Timothy Pytell. Ein, keineswegs neuer, Hauptvorwurf an Frankl bezieht sich darauf, dass er Juden, die im NS-besetzten Wien mit Suizid-Versuchen ins (einzige jüdische) Krankenhaus eingeliefert wurden, nicht einfach sterben ließ, sondern versuchte, sie zu reanimieren. Damit habe er, so Pytell, quasi mit den Nazis „kollaboriert", weil Suizid „die verzweifeltste Form des Widerstandes" gewesen sei.

Das Recht auf Suizid und der Umgang damit, vor allem von Medizinern mit ihrem hippokratischen Eid, ist sicher ein komplexes Thema – wie sich auch noch heute an der Debatte um Sterbehilfe zeigt. Man kann daher Pytell seine Sicht zugestehen – so wie dieser allerdings auch Frankl seine Haltung der Suizid*verhin-*

derung zugestehen sollte. Was sich nämlich bei Pytell wie Kollaboration liest, lässt sich ganz anders auch dadurch verstehen, dass Selbstmordprävention ein Schwerpunkt in Frankls Arbeit war – und zwar längst vor dem „3. Reich": Bereits Ende der zwanziger Jahre hatte Frankl kostenlose Jugendberatungsstellen organisiert, die erfolgreich die Zahl der Schülerselbstmorde verringerten. Später hatte Frankl im psychiatrischen Krankenhaus „Am Steinhof" mehrere Jahre lang den „Selbstmörderinnen-Pavillon" geleitet.

Weit unerfreulicher wird das Buch aber durch seine subtil entwertenden Formulierungen, die nichts mit einer vermeintlich sachlichen Kritik zu tun haben – allein schon durch Kapitelüberschriften wie: „Als Trittbrettfahrer unterwegs" oder: „Der Herr Doktor stolpert dahin".

Gänzlich geschmacklos wird das Werk, wo Pytell akribisch nachrechnet, dass Frankl nur drei bis vier Tage in Ausschwitz gewesen sein könne (was Frankl zudem selbst in einem Zeitungsinterview gesagt sagt). Diese seitenlangen Berechnungen kulminieren in der Aussage, dass Frankls „Konfrontation mit dem Grauen der Konzentrationslager etwa sechs Monate dauerte" (S. 118). Diese Aussage gelingt Pytell freilich nur durch eine begrifflich-kategorielle Trennung der „Konzentrationslager" Auschwitz und Dachau von dem „Lager" Theresienstadt, wo Frankl zuvor zwei Jahre interniert war. Hier starb sein Vater, bevor Frankl mit seiner Mutter und seiner Frau nach Auschwitz kam (wo seine Mutter gleich vergast wurde, während seine Frau erst später in Bergen-Belsen umkam).

Obwohl Pytell selbst einige Seiten zuvor eingesteht, dass das vermeintliche „Musterlager" Theresienstadt „ein in der Hölle ersonnener Witz" war, ist es ihm offenbar wichtig, dieses Lager nicht als „Konzentrationslager" zu werten, um Frankls Erfahrungen damit infrage zu stellen. In der Tat hatte Theresienstadt selbst keine Gaskammern. Aber offizielle Quellen belegen, dass von den 140.000 Juden zwischen November 1941 und Mai 1945 in Theresienstadt 33.000 „starben" und 90.000 weiter deportiert wurden, die meisten zur Vernichtung in Lagern mit Gaskammern. Angesichts dieser Fakten erscheint mir ein Buch mit solch akribischer „Richtigstellung" und subtilen Entwertungen fehl am Platz.

Dass Pytells „Berechnungen" und „Richtigstellungen" begeistert von Leuten aufgegriffen werden, die den Holocaust ganz leugnen (wie ein Blick ins Internet zeigt), mag er (hoffentlich) nicht gewollt haben. Aber auch darüber ist in *psychologie heute* nichts zu lesen. Sollten wir bei unseren „Fall"-Geschichten nicht etwas vorsichtiger und sorgsamer sein?

„Good Night and Good Luck"

Kommentar in Heft 2/2006

Kürzlich hatte Ich Gelegenheit den gerade angelaufenen Film „Good Night and Good Luck" zu sehen: Unter der Regie von George Clooney wird anhand der authentischen Geschichte des Fernsehmoderators Edward W. Murrow die McCarthy-Ära in beklemmender Weise dem Filmpublikum nahe gebracht.

Vor 50 Jahren hatte sich in den USA ein Klima der Angst ausgebreitet. Senator McCarthy, Vorsitzender des Government Operations Committee, führte einen gnadenlosen Feldzug gegen die Kommunisten im Lande. Zunehmend wurden dabei Menschen allein auf Verdächtigungen hin aus ihren Jobs entfernt und zahlreiche Existenzen zerstört. „Wo so ein Verdacht anfängt", so die Inhaltsbeschreibung des Films, „bestimmt McCarthy, ... mit bösartigen theatralischen Anhörungen macht er die Angeklagten fertig, und mit ätzenden verbalen Attacken versucht der Junior-Senator zu verschleiern, dass es eigentlich überhaupt keine Beweise gibt. Und keiner wagt ihm Einhalt zu gebieten, weil jeder Angst hat, sonst auch als Kommunist verdächtigt zu werden".

Heute ist der Kommunismus-Verdacht zumindest hierzulande recht bedeutungslos. Gleichwohl drängten sich mir Ähnlichkeiten zu aktuellen Vorgängen auf: Denn wer es wagt, kritische Reflexionen über die derzeitigen Mainstream-Vorstellungen von „Wissenschaftlichkeit", „Effektivität" oder „Qualität" im Bereich der Psychotherapie anzustellen, sieht sich zunehmend dem Verdacht ausgesetzt, „unwissenschaftlich", „uneffektiv" und „qualitätslos" zu sein. Wer die Art der Qualitäts-Kontrolle anzweifelt, muss damit rechnen, dass ihm das als Plädoyer für „Qualitätslosigkeit" umgedeutet wird. Wer Effektivitäts-Maße kritisch hinterfragt, dem wird vorgeworfen, keine effektive Psychotherapie zu wollen. Und wer die Reduktion von „Wissenschaftlichkeit" auf experimentelle Wirksamkeit problematisiert, wird als jemand gebrandmarkt, der dann ja keine wirksame Psychotherapie wolle und damit „offensichtlich" unwissenschaftlich sei.

Dass in diesem geistigen Klima nicht nur bürokratische Übereiferer sondern auch Wissenschaftler als eine Art „Wahrheitspolizei" auftreten, ist überaus bedenklich. Konträr zur Wissenschaftsethik werden dabei die Pluralität der Zugänge sowie die Offenheit der Diskurse und Forschungsmöglichkeiten erheblich reduziert. Und immer mehr Andersdenkende verstummen und erdulden die Beschneidung der Möglichkeitsräume - aus Angst, sonst selbst als ineffektiv, qualitätslos und unwissenschaftlich verdächtigt zu werden.

Eine Ausnahme – oder eine Reaktion? – war da die „Bonner Erklärung" die im März 2006 von einigen Hundert Psychotherapeuten und Wissenschaftlern am Rande eines Symposiums verabschiedet wurde. In dieser Erklärung, die innerhalb weniger Wochen von mehr als 2.700 Personen unterzeichnet wurde, wird die „große Sorge" bekundet, dass in der Psychotherapie der BRD eine Verengung des Denkens auf Ansätze stattfindet, in der sinnverstehende, einem humanistischen Menschenbild verpflichtete Traditionen keinen Platz mehr haben. Letztere würden zunehmend inhaltlich, politisch und ökonomisch ausgegrenzt.

Es ist bezeichnend für das o. a. geistige Klima, mit welch „ätzenden verbalen Attacken" (s. o.) gegen die vorgetragene Besorgnis „zu Felde" gezogen wird. So stellt der Bundesvorstand des Deutschen Psychotherapeutenverbandes (DPTV) eine von böswilligen Entstellungen strotzende „Position" – angeblich für den Verband – auf seine Homepage. Obwohl die „Bonner Erklärung" „ausdrücklich" eine „wissenschaftlich begründete Weiterentwicklung" betont, unterstellt die DPTV-Position darin eine „Denkweise", die „jegliche Form von Wissenschaft" beende. Die Verfasser der „Bonner Erklärung" seien „im Bereich von reinen Glaubenssystemen verhaftet" und träten dafür ein, dass „solche simplen Fragen wie: hat der Patient nach der Therapie weniger Angstzustände, Zwänge, Depressionen ... offenbar nicht mehr gestellt und beantwortet werden" dürften. „Sinnverstehende, einem humanistischen Menschenbild verpflichtete psychotherapeutische Traditionen" hätten zwar „ihren Platz in dieser Gesellschaft", aber „ohne Wirksamkeitsnachweis" eben nicht im Gesundheitssystem.

Unverhohlener kann die Politik, diese Richtungen weiterhin vom Gesundheitssystem ausschließen zu wollen, nicht ausgedrückt werden. Die Ignoranz der „DPTV-Position" gegenüber der Tatsache, dass beispielsweise die Gesprächspsychotherapie überhaupt erst Wirksamkeitsnachweise, Kontrollgruppendesigns etc. in die Psychotherapieforschung eingeführt hat, ist beachtlich.

Nun findet man im Internet viel Blödsinn – bisweilen auch auf Seiten seriöser Organisationen. Kein Grund also, sich aufzuregen? Doch! Denn diese Seite firmiert nicht nur als offizielle Position des DPTV. Sondern der Bundesvorsitzende ist zugleich Vorsitzender jenes Unterausschusses des Gemeinsamen Bundesausschusses (G-BA), der „gegenwärtig" über die sozialrechtliche Zulassung der Gesprächspsychotherapie berät.

Auch wenn der G-BA seit fast zwei Jahrzehnten mit abenteuerlichen Verschleppungstaktiken und nun mit einer blitzeiligen Änderung der Psychotherapierichtlinien versucht, den bisherigen Richtlinienverfahren unliebsame Konkurrenz vom Leibe zu halten: Zumindest auf den äußeren Anschein von Neutralität und Sachlichkeit wurde bisher Wert gelegt. Was bedeutet es da, wenn nun ein Entscheidungsträger meint, sich mit Diffamierungen nicht mehr zurückhalten zu müssen, sondern die über 2.700 Unterzeichner, darunter viele Professoren, als Wissenschaftsfeinde und Forschungsignoranten diskreditieren zu können? Wenn hier die Aufsichtsbehörden - und viele seriöse DPTV-Mitglieder - nicht endlich wach werden, dann „Good Night and Good Luck" für die Psychotherapie in Deutschland!

Weltliteratur – effektiv betrachtet

Kommentar in Heft 3/2006

In letzter Zeit findet man in der Presse „Zusammenfassungen" von Werken der Weltliteratur – so z.B. im FOCUS („Fakten, Fakten, Fakten"), der 12 Ausgaben von April bis Juni 06 ein kleines Booklet beigab, in dem jeweils das „Abstract" eines berühmten Werkes vorgestellt wurde. In Kooperation mit dem auf Buchzusammenfassungen spezialisierten internationalen Medienhaus „getAbstract" wurden so Kürzestformen von Büchern angeboten – von Homers „Odyssee" über Goethes „Faust" oder Dostojewskis „Schuld und Sühne" bis hin zu Grass „die Blechtrommel".

„FOCUS führt seine Leser in die Weltliteratur ein" hieß es denn auch in der Werbung. Dies biete ihnen „die Möglichkeit, ihr Wissen zur Weltliteratur schnell und umfassend zu erweitern." In den Internet-Datenbanken von „getAbstract", auf dessen Homepage merkantil verwiesen wird, lauern im Hintergrund bereits hunderte solcher Abstracts auf bildungswillige Abnehmer. Gegen Bezahlung, möglichst im Jahres-Abo, kann sich jeder diese effizienten Informationen zur Weltliteratur herunterladen.

„Faust" auf wenige Seiten reduziert, „Schuld und Sühne" im Schnellverfahren? – da packt den Bildungsbürger das Grausen!" Aber so einfach ist die Angelegenheit leider nicht. Bei genauerem Hinsehen (wenn auch nur anhand von Stichproben) muss ich gestehen, dass die „Abstracts" äußert professionell geschrieben sind – dazu mit Hintergründen zum Werk und zum Autor versehen, wie ich sie mir beispielsweise in meinem Deutschunterricht sehnlichst gewünscht hätte.

Und verschämt muss ich feststellen, dass bei der Übersicht über das Angebot etliche Titel dabei sind, von denen ich immer schon meinte, ich sollte sie eigentlich gelesen haben, aber bisher nie dazu kam. Was also wäre dagegen einzuwenden, meine Bildungslücken mit Hilfe dieser Abstracts zu beseitigen? – So ähnlich denken offensichtlich auch andere, denn der Markt für diese (und ähnliche) Produkte scheint offenbar zu florieren.

Doch, nachgedacht, lässt sich auch die Frage danach stellen, welche „Lücken" ich eigentlich auf diese Weise schließen würde. Ich wüsste zwar immerhin, worum es inhaltlich in dem Werk geht; zusätzlich hätte ich Information dazu, warum das Werk zur Weltliteratur gezählt wird und hätte einiges über die Entstehungsgeschichte des Werkes und die Biographie des Autors bzw. der Autorin erfahren. Und damit könnte ich sicher bei vielen Gelegenheiten besser „mitreden".

Doch man muss sich nur eine kleine Runde von Leuten vorstellen, von denen einige das Original, andere nur das Abstract von „Schuld und Sühne" gelesen haben, damit deutlich wird, worum es geht: um Täuschung! Denn während die Buch-Leser ihre Auseinandersetzung mit dem Text, ihre Erfahrungen, Empfindungen, Gedanken und ihre damit verbundenen Wertungen ins Gespräch einbringen bzw. sich darüber austauschen möchten, fehlt gerade diese Basis bei den anderen. Diese können lediglich vorfabrizierte „Fakten" über das Werk und „Fakten" über von anderen aufbereitete Empfindungen und Wertungen beitragen. Der äußere Eindruck, man rede über dasselbe, ist somit nichts als Täuschung – aus der allerdings auch schnell Selbsttäuschung werden kann. Doch bei aller Einbildung, mit dem „Abstract" etwas Wichtiges erfahren zu haben, ahnen wir doch alle, dass Goethe den „Faust" nicht aus Inkompetenz so viel umfangreicher geschrieben hat als ein „Abstract". Sondern dass es um etwas anderes geht, als ein Abstract aus Fakten zu erstellen, die den Leser informieren und die er sich merken kann.

Insofern ist das Versprechen: „alles, was man zu einem Werk wissen muss", wie es bei „getAbstract" heißt, eine Irreführung. Man erfährt eben keineswegs „alles". Denn wenn es darum ginge, die „Fakten, Fakten, Fakten" möglichst effizient mitzuteilen, hätten Goethe und jeder anderer Autor der Weltliteratur den „Kerninhalt" sicher auch selbst auf wenigen Seiten darstellen können.

Es ist allerdings fraglich, ob das Bewusstsein dafür, dass ein „Abstract" nicht „alles" ersetzen kann, nicht zunehmend verloren geht. In einer Zeit, wo alles mit der Elle vordergründiger Effektivität gemessen wird, erscheint es eher ver-messen, noch auf „anderes" hinweisen zu wollen. Man kann sich jedenfalls unschwer vorstellen, wie in amerikanischen Labors (und den europäischen Nachbauten) mit den aus der Psychotherapieforschung bewährten Methoden der RCT „wissenschaftlich" hoch signifikant nachgewiesen wird, dass Schüler mit den „Abstracts" viel effizienter und besser den Inhalt von Werken der Weltliteratur lernen und auswendig wiedergeben können, als wenn sie die Originale lesen.

Mit diesen Forschungsergebnissen können wir dann die Originale gleich einstampfen. Denn – auch dieses Argument kennen wir aus der „Wissenschafts"-Debatte um die Psychotherapie sattsam – es will doch wohl niemand den Schülern Lernmethoden zumuten, die nicht als „wirksam" nachgewiesen wurden. Gute Gründe also, die ineffizient geschriebenen Originalwerke von Goethe, Dostojewski oder Grass aus deutschen Schulen zu verbannen und sie durch die viel effizienteren „Abstracts" zu ersetzen.

Gottlob sind wir von solch „Evidenz-basierter" Schulpädagogik noch ein Stück entfernt. Und wir können nur hoffen, dass uns und unseren Kindern in diesem Bereich der Gesellschaft trotz zunehmender Effektivitäts-Besessenheit und ihren vermessenen Operationalisierungen die „Ineffizienz" originaler Weltliteratur erhalten bleibt.

Motivforschung

Kommentar in Heft 1/2007

Die ewig Unentwegten und Naiven
Ertragen freilich unsre Zweifel nicht.
Flach sei die Welt, erklären Sie uns schlicht,
Und Faselei die Sage von den Tiefen.

Denn sollt es wirklich andre Dimensionen
Als die zwei guten, altvertrauten geben,
Wie könnte da ein Mensch noch sicher wohnen,
Wie könnte da ein Mensch noch sorglos leben?

Um also einen Frieden zu erreichen,
So laßt uns eine Dimension denn streichen!

Denn sind die Unentwegten wirklich ehrlich,
und ist das Tiefensehen so gefährlich,
Dann ist die dritte Dimension entbehrlich.

Dieses Gedicht, von H. Hesse 1936 verfasst, passt zur G-BA-Entscheidung: Die „Unentwegten" haben (zunächst) erreicht, dass weiterhin nur 2 Richtungen – die „psychodynamische" und die „verhaltenstherapeutische" – in Deutschlands Praxen (offiziell) vertreten sein dürfen. Für viele ist dieser Beschluss unfassbar: Stellt sich doch der G-BA damit gegen den internationalen Stand von Forschung und Lehre zur Gesprächspsychotherapie (GPT).

Bis auf eine einzige Ausnahme, so behauptet der G-BA, habe er keinen EbM-verwertbaren Hinweis auf die Wirksamkeit der GPT in den hunderten von GPT-Studien gefunden. Er erklärt damit international renommierte Therapieforscher, den WBP, Fakultäten mit ihren Doktorrats- und Habilitationskommissionen sowie hunderte von Professoren, die für diese Forschungen und deren Publikationen geradestehen, allesamt zu Ignoranten.

Dies gelang allerdings nur so, dass die angebliche „Anwendung von EbM-Kriterien" durch den G-BA das, was mit EbM gemeint ist, ins Gegenteil verkehrte: Indem der G-BA einerseits Forschungsergebnisse aus Dissertationen und Habilitationen ignoriert, während er andererseits Aussagen aus einem persönlichen Brief zum zentralen Auswahlkriterium hochstilisiert, zeigt er genau jenen vorurteilshaften, interessengeleiteten und willkürlichen Umgang mit Fakten und Information, der durch EbM gerade vermieden werden sollte.

Der Umgang des G-BA mit der EbM ist allerdings nicht weniger willkürlich als seine eigenmächtige Definition der „GPT". Dass diese laienhaft, falsch und unhaltbar ist und bestenfalls als Karikatur angesehen werden kann, war dem G-BA klar: Aus den angeforderten Unterlagen, zahlreichen Lehrbüchern und sonstigen vorgelegten Dokumenten, wie dem Gutachten des WBP, geht eine korrekte Definition zweifelsfrei hervor.

Daher ist eben nicht nur die Entscheidung selbst unfassbar, sondern auch, wie diese zustande gekommen ist: Nur über eine eklatante Verletzung elementarster Regeln, Missachtung der vorgelegten Befunde und Stellungnahmen aus Wissenschaft und Fachwelt sowie durch die Pervertierung standardisierter Kriterien war dies möglich.

Hier wird das Systemversagen nochmals besonders deutlich: Eine bis dahin durchaus angesehene Einrichtung wie der G-BA war und ist eben nicht in der Lage, in dieser besonderen Konkurrenzsituation ein korrektes Verfahren zu gewährleisten.

Der Schaden für das Ansehen des G-BA, für die Psychotherapie und vor allem für Patienten ist einigen Funktionären weniger wichtig als vordergründiger Nutzen: Die jährlich etwa 500 auszubildenden PP/KJP, die zur Sicherung des Standes erforderlich sind, „bringen" rund 8-15 Mio. Euro, die sich bisher allein die Institute der Richtlinienverfahren teilen – vorwiegend VT. Kein Wunder also, dass z.B. ein Vertreter der VT-Ausbildungsstätten im G-BA alles tun würde, um kein anderes Verfahren in diesen Markt zu lassen.

Und dass der Vorsitzende des G-BA-Ausschusses seit längerem mit öffentlichen Falschmeldungen, Irreführungen und Diffamierungen Anders-denkender sogar langjährige Mitglieder des DPTV zum Austritt bewegte, ist bekannt. Diese fanatische Engstirnigkeit von Funktionären ist deshalb besonders bedauerlich, als sie im starken Kontrast zu der kooperativen Arbeit unterschiedlicher Richtungen in den Kammern steht.

Dennoch greifen rein finanzielle Erwägungen zu kurz. Ebenso bedeutsam erscheint mir, dass die GPT auch heute noch eine große Herausforderung für „klassisches Denken" darstellt: Unsere Vorstellungen darüber, wie „die Welt funktioniert", wie Wirkungen auf Ursachen zuzuführen sind, welche Prinzipien erfolgreichem Handeln zugrunde liegen usw., stammen aus einer mechanistischen Weltsicht. Diese wurde zwar in der interdisziplinären Wissenschaft längst überwunden, doch im Alltag begegnen wir überall den Errungenschaften dieser Technologie und ihrer Prinzipien. Selbst den Umgang mit komplizierten Gebilden können wir durch einfache mechanische Betätigungen steuern – etwa das Gaspedal eines Autos durchdrükken, oder Schalter bei Waschmaschinen, Aufzügen und Fernsehern betätigen.

Auch wenn - oder gerade weil - GPT mit dem Prinzip der „Selbstaktualisierung" heutiger Systemtheorie sehr nahe steht, dürfen wir uns nicht wundern, dass dies bei vielen Menschen auf großes Unverständnis stößt – sind doch diese Prinzipien „querstehend" zu dem, was für „gesicherte Wirkprinzipien" gehalten wird. Es überrascht daher auch nicht, dass GPT von jenen für „unwissenschaftlich" gehalten wird, denen einerseits sozial- und geisteswissenschaftliche Zugänge obskur sind, weil sie „Wissenschaft" mit „Naturwissenschaft" gleichsetzen, die aber andererseits die grundlegende Veränderung dieser „Naturwissenschaft" in den letzten 50 Jahren nicht realisiert haben.

GPT verunsichert daher jene, die – wie es Hesse ausdrückt – die Welt auf „Altvertrautes" reduzieren, um sich sicher zu fühlen. Es geht daher um Definitionsmacht darüber, wie „Psychotherapie" zu verstehen ist, und ob hier Pluralität in Hinkunft in der BRD möglich sein wird.

Faszinierende Reduktion

Kommentar in Heft 2/2007

"Ich neige zu der Annahme, dass man als Pädophiler geboren wird," sagte Nicolas Sarkozy, derzeitiger Präsidentschaftskandidat in Frankreich, in einem Interview mit dem "Philosophie Magazin". Es sei ein Problem, führte er weiter aus, „dass man diese Krankheit noch nicht behandeln kann". Auch der Selbstmord von bis zu 1.300 Jugendlichen pro Jahr in Frankreich habe eine genetische Ursache, zitierte das Magazin Sarkozy: "Sie bringen sich nicht ums Leben, weil ihre Eltern sich nicht gut um sie kümmern."

Zwar wurde in der viel verbreiteten Nachricht von AP (The Associated Press) auch gleich betont, dass Sarkozys Aussagen „einen Sturm der Empörung ausgelöst" hätten. Doch man darf fragen, was es wohl bedeuten mag, wenn ein Politiker vom Format Sarkozys kurz vor dem ersten Wahlgang solche Ansichten in einem Interview verbreitet? Immerhin war er Innenminister und es ist daher unwahrscheinlich, dass ein solcher Polit-Profi in der Endphase einer Präsidentschaftskandidatur einfach unreflektierte Äußerungen von sich gibt.

Vielmehr ist davon auszugehen, dass diese Aussagen, sorgsam mit Beratern abgesprochen, einen wahrgenommenen Trend im Zeitgeist aufnehmen und sich Sarkozy lediglich zu dessen Sprachrohr macht.

Man darf diese Einlassungen daher zwar als Entgleisung im Detail, aber dennoch als eines der vielen Anzeichen werten, dass es zunehmend Mode wird, komplexe soziale und psychische Zusammenhänge auf Gene und Gehirnvorgänge zu reduzieren.

Hierzu gehören nicht nur die ständig neuen Nachrichten über vermeintliche Entdeckungen, dass alle möglichen von der Norm abweichende Erlebens- und Verhaltensweisen genetische „Ursachen" hätten. Auch die so vehement aufgeflackerte Debatte um die angeblich nicht vorhandene Willensfreiheit passt zu diesem Trend: Der Mensch, der unbestreitbar auch als eine biologische Entität gesehen werden kann, und dessen biologische Vorgänge zudem keineswegs den Gesetzen der Physik zuwiderlaufen, wird dabei nur noch auf diese reduziert. Eine genetisch vorprogrammierte Biomaschine adaptiert sich so gesehen dann durch Reiz-Reaktions-Lernen an eine spezifische Umwelt.

Allerdings gerät bei dieser Sichtweise denn doch Wesentliches aus dem Blickfeld: Ein Jugendlicher, der sich aus dem Fenster eines Hochhauses zu Tode stürzt, kann als fallender Körper physikalisch adäquat beschrieben werden. Kraft und Geschick, mit der er das Fenster öffnete, mögen wesentlich genetisch mitbestimmt sein - wie sogar seine Fähigkeit, an der wahrgenommenen Sinnlosigkeit zu leiden. Jedenfalls sind die genetisch deutlich anders ausgestatteten Spinnen oder Reptilien nicht zu Sinnlosigkeitsgefühlen in der Lage. Doch was sagt dies aus?

Die Hoffnungslosigkeit, angesichts einer mangelnden Ausbildung, einen angemessenen Arbeitsplatz zu finden, die Ausweglosigkeit, die Grenzen des sozialen Slum zu überwinden und auf eine in der Werbung vorgegaukelte Weise am Leben teilzuhaben, die Wut und Verzweiflung über die Verlogenheit und Ungerechtigkeit in den Machtstrukturen, die aktuelle Verletzung durch die Zurückweisung der Geliebten, die mit jemandem davonzog, der mehr zu bieten hat, oder was immer an derartigen Gründen den Jugendlichen in den Tod getrieben hat: all dies auf genetische Ursachen reduzieren zu wollen, leugnet das hier Wesentliche.

Und es ist der Genetik des Jugendlichen auch nicht zuzuschreiben, dass der Staat zwar für Unternehmer immer mehr Ressourcen als Zukunftsinvestitionen bereitstellt, damit deren Aktivitäten zunehmend Gewinne bringen, aber andererseits seit Jahren immer weniger psychosoziale und edukative Ressourcen für die weniger Begünstigten vorhält, damit auch diese lebenswerte Zukunftsperspektiven entwickeln können.

Dass zu Beginn des 21. Jahrhunderts Denkfiguren und Erklärungsmuster scheinbar längst vergangener Zeiten wieder aufflackern, mag zunächst erstaunen. Hat doch die moderne Naturwissenschaft der letzten dreißig Jahre immer größere Bereiche aufgezeigt, wo selbst bei rein materiellen Vorgängen die klassischen Ursache-Wirkungs-Prinzipien keine adäquaten Beschreibungen mehr liefern. Mindestens ebenso deutlich haben Kultur- und Sozialwissenschaften aufgezeigt, dass die Werte, Sinnvorstellungen und Handlungen der Menschen verwoben sind mit den komplexen Prozessen unser kulturellen, massenmedialen und institutionellen Industriegesellschaften. Daher sollte jedem die Absurdität klar sein, soziales Handeln auf einfache Ursachen rückführen zu wollen.

Doch vielleicht ist es gerade dieses Unbehagen angesichts einer für viele immer weniger durchschaubaren Komplexität, das die Sehnsucht nach leicht fassbaren Wirkzusammenhängen fördert. Der Verlust von seriösen einfachen Erklärungen erhöht dann die Faszination unseriöser Reduktionismen.

Diese sind zudem oft ökonomisch und effektiv: Wenn die Gene Ursache für Suizid bei Jugendlichen sind, kann man sich nicht nur weiteres Nachdenken über Gründe, sondern vor allem Geld für psychosoziale Programme sparen. Und andere Defekte kann man, wenn schon nicht reparieren, so doch mit dem Griff in die Pharmakiste wirkungsvoll eindämmen. Die erschreckend hohe Zahl an Medikamentendosen, die an Kinder zur Steuerung ihres Befindens und ihres Verhaltens verabreicht werden, spricht für sich.

Umso wichtiger ist es für anders orientierte Denkrichtungen, sich gemeinsam dieser Faszination der Reduktion entgegenzustellen und sich deutlich und immer wieder in die Diskurse einzubringen.

Vergangenheitsbewältigung

Kommentar in Heft 3/2007

„Noch immer halten Verhaltenstherapeuten die Erforschung der Vergangenheit für Zeitverschwendung", lautet die fett-rote Headline auf S. 79 im aktuellen Heft von psychologie heute (9/2007). Der zugrunde liegende Beitrag stellt die Verhaltentherapie (VT) in der „Serie: Psychotherapie" dar.

Da in manch seriösem Lehrbuch zur VT der Rückgriff auf Erfahrung oder Bindungstheorie inzwischen von zentraler Bedeutung ist, könnte man diese Headline kritisch-ironisch verstehen. Doch ist sie vermutlich ernst gemeint. Dafür spricht manche andere Äußerung in diesem Text. So wird u.a. behauptet: „Keine andere Psychotherapieschule hat so viel Wert darauf gelegt, ihre Resultate wissenschaftlich zu überprüfen." Vermutlich wäre es „Zeitverschwendung" gewesen, daran zu erinnern, dass die Gesprächspsychotherapie (GPT) als erste therapeutische Sitzungen durch systematischen Aufzeichnungen für die empirische Forschung zugänglich gemacht und Designs mit Kontrollgruppen, Längsschnittanalysen oder Cross-over-Korrelationsanalysen in die Psychotherapieforschung eingeführt hat.

Man könnte für die VT zwar ins Feld führen, dass tatsächlich tausende von Studien durchgeführt wurden - vor allem im Rahmen von akademischen Pflichtarbeiten -, die man diesem Ansatz zuordnen kann. Das liegt aber schlicht daran, dass sich die Analyse komplexerer Zusammenhänge und Theorien schwer in geld- und zeitbegrenzten kleinen Designs realisieren lässt, während isolierte Detailfragen unter solchen Bedingungen geradezu ideal untersuchbar sind. Positive Befunde solch isolierter Studien können zudem leichter in die VT integriert werden, weil dieser eine umfassende theoretische Konzeption fehlt.

Doch dieser Mangel der VT erwies sich als ein pragmatischer Vorteil und begründete deren Erfolgsgeschichte. Denn es können faktisch keine Theorie-widerlegenden Ergebnisse auftreten. Schon als Edward Tolman 1932 zeigte, dass Ratten im Labyrinth nicht Sequenzen aus Einzelreaktionen sondern eine Art Landkarte der gesamten räumlichen Situation lernen, wurde dies nicht etwa als Widerlegung behavioraler und als Bestätigung gestaltpsychologischer Annahmen gewertet. Sondern dieser Befund wurde stattdessen unter dem Konzept „cognitive map" nun dem behavioralen Ansatz zugeschlagen.

Und als Donald Meichenbaum 1979 fand, dass nicht nur jene Gruppe Erfolg hatte, die mit einer klassischen Abfolge von Schritten zur Verringerung einer Schlangenphobie behandelt wurde, sondern überraschenderweise auch eine Gruppe mit umgekehrter Reihenfolge, wurde dies nicht etwa als Versagen der Theorie verstanden und als Beleg für die von Rogers entwickelte Konzeption selbstorganisierter Umdefinition stressiger Situationen. Vielmehr wurde auch dies an die VT angepflockt. Und die Einsicht, dass Menschen nach eigenen Regeln auf äußere Reize reagieren, gehört seitdem zur VT. Da wundert es nicht, dass - um ein 3. Beispiel zu nennen - die theoretischen Konzepte, die dem „dialektisch behavioralen" Vorgehen von Marsha Linehan zugrunde liegen, zwar essentiell von Rogers und der GPT stammen, dies aber keineswegs als Wirksamkeitsnachweis für die Effizienz der GPT gesehen wird, sondern auch dies der VT zugeschlagen wird. Nicht einmal ins Literaturverzeichnis der originären Publikation von Linehan hat es Rogers geschafft – so sieht heute bisweilen „Wissenschaft" und der Umgang mit „Vergangenheit" aus.

Wie sehr „Vergangenheit" sich bestenfalls für nette Anekdötchen eignet, aus denen man möglichst wenig für die Gegenwart lernt, zeigt psychologie heute im selben Heft wenige Seiten zuvor: Da wird (S.65) ganzseitig wieder an die Diagnose der „Drapetomanie" erinnert, mit der vor rund 150 Jahren in einem angesehenen US-Fachjournal das Weglaufen schwarzer Sklaven von den Plantagen „erklärt" wurde. Der einzig kritische Satz am Ende: „Dem Missbrauch von Wissenschaft zu rassistischer Propaganda war damit aber noch lange keine Ende gesetzt", fokussiert ausschließlich die Vergangenheit. Die Relevanz für die heutige Diagnostik und klinische Modellbildung aber wurde dem Leser vorenthalten.

Dabei gäbe es (wie in einigen Publikationen ausführlich diskutiert) guten Grund, gerade unter dem Trend zur „Objektivierung" psychisch-sozialen Leidens, die Drapetomanie wieder in die Diagnostik aufzunehmen (wenn es noch schwarze Sklaven auf Plantagen gäbe): Ein Sklave, der gerade plant, bald einen

Fluchtversuch zu wagen, dürfte erhöhte Werte in Herzschlag, Blutdruck, Transpiration oder Hautleitfähigkeit aufweisen. Bestimmte „ungewöhnliche" Gedanken werden durch seinen Kopf gehen, deren spezifische Lokalisation im Gehirn man vielleicht mit allerneuesten Methoden differentialdiagnostisch belegen kann - kurz: es dürfte nicht schwer sein, gerade mit den heutigen Methoden weit besser als vor 150 Jahren die Drapetomanie objektiv zu begründen und diagnostisch nachzuweisen.

Wodurch ist z.B. unsere Ansicht über „Schizophrenie" fundierter als über „Drapetomanie"? Problematisieren doch z.B. Davison & Neale in ihrem Standardlehrbuch zur klinischen Psychologie: „Einen Patienten, der sich der Realität entfremdet hat und halluziniert, beschreibt man als schizophren. Wenn wir dann fragen, warum sich der Patient der Realität entfremdet hat und halluziniert, lautet die Antwort häufig, das tue er, weil er schizophren sei. ... ein klares Beispiel für einen *circulus vitiosus* – den man in der Wissenschaft unbedingt vermeiden sollte."

Doch solche Überlegungen sind in einem auf Effektivität orientierten Mainstream wohl Zeitverschwendung.

Verschwörungstheorien

Kommentar in Heft 4/2007

In den letzten Wochen fielen mir etliche Sendungen im „öffentlich rechtlichen Fernsehen" auf, die sich mit Verschwörungstheorien beschäftigten. Angefangen mit dem Film „Loose Change", in dem der 22-jährige Regisseur Dylan Avery öffentlich zugängliche Dokumente zum 11. September 2001 zusammengestellt hat und damit zahlreiche „unanswered questions" (unbeantwortete Fragen) aufwirft, die in der Tat nachdenklich stimmen. Über den 11. September 1973, wo mit massiver Unterstützung der USA die demokratisch gewählte Regierung in Chile von einem Militärputsch weggefegt und nach dem erzwungenen Selbstmord des Präsidenten Allende Tausende gefoltert, ermordet oder auf nimmerwiedersehen verschleppt wurden. Auch der Film mit den ungelösten Fragen zum Kennedy-Mord war wieder zu sehen; ebenso eine Dokumentation zum ungeklärten Tod von Rainer Barschel.

Nun gab es vermutlich zu bedeutsamen Ereignissen neben den offiziellen Verlautbarungen auch immer schon „Verschwörungstheorien", die davon ausgehen, dass Gruppen von Mächtigen und Reichen sich gegen demokratische Institutionen verbünden, um ihre Interessen noch effektiver durchsetzen zu können. Gleichwohl scheint mir, dass die Verbreitung deutlich zugenommen hat.

Psychologisch ist dies ein interessantes Phänomen: Denn unabhängig von der „Richtigkeit" oder „Falschheit" dieser Theorien trauen offensichtlich viele Menschen Teilen der Regierungen, der Wirtschaft und anderer Führungseliten so ziemlich alles zu.

Und leider geben zunehmend aufgedeckte Fakten solchen Befürchtungen Recht: So ist heute unstrittig, dass der angebliche Angriff auf einen US-Zerstörer, mit dem L.B. Johnson 1964 die kriegsmüden Amerikaner für den Vietnamkrieg gewann, die angebliche Militärbasis in Grenada, mit der R. Reagan 1983 den Überfall auf Grenada begründete, die angeblich von Irakern ermordeten Babys in Kuwait, mit denen G. W. Bush sr. 1991 die Öffentlichkeit auf den Golfkrieg einstimmte oder die vermeintlichen ABC-Waffen von Saddam Hussein, die G.W. Bush jr. als Begründung für den Irakkrieg dienten, Lügen und Propagandatricks waren.

So wurden etwa die vermeintlichen Gräueltaten der Iraker an den kuwaitschen Babys als PR-Kampagne von der Werbefirma Hill & Knowlton ausgeheckt, wie sich Jahre nach dem Golfkrieg herausstellte. Wie daher auch immer die Hintergründe des Todes von Rainer Barschel sein mögen: in der gleichnamigen Affäre wurde von allen Beteiligten in höchsten Regierungsämtern hanebüchen gelogen. Allerdings regt dies kaum noch jemanden auf: Hören wir doch wöchentlich von korrupten Spitzenmanagern, faustdicken Lügen der Politiker oder „Ehrenworten" gedopter Sportler. Mir fehlen die Daten, um objektiv beurteilen zu können, ob diese Verkommenheit tatsächlich in den letzten Jahren und Jahrzehnten so massiv gestiegen ist. Aber die Widerspiegelung dieser Vorgänge in den Medien hat unzweifelhaft deutlich zugenommen.

Das Interesse für Verschwörungstheorien wächst somit auf einem Boden, bei dem berechtigte Zweifel an der Integrität der Mächtigen immer deutlicher werden. Dies führt gemeinsam mit der Komplexität wirtschaftlicher und sozialer Prozesse zur Verunsicherung der Bevölkerung und zu Zweifeln am Rechtsstaat.

Auch wenn man noch eine hinreichende Orientierung am „Recht" unterstellt, haben sich aus der Sicht Vieler juristische Verfahrenstechnik und Gerechtigkeit weit auseinander entwickelt. Recht zu haben und Recht zu bekommen stimmt immer weniger überein, wenn die Folgen des Unrechts von den einen aus der Portokasse bezahlt werden können, für andere aber den Ruin bedeuten. Oder wenn immer mehr zentrale Entscheidungen mit verheerenden Folgen von Funktionären getroffen werden, die persönlich in keiner Weise haften und sich oft nicht einmal moralisch betroffen fühlen.

In diesem Klima wäre besonders solche Psychotherapie gefragt, die sich mit Sinnfragen und mit existentiellen Grundorientierungen auseinandersetzten kann. Allerdings sind ja bekanntlich entsprechende Richtungen mangels des Interesses der Forscher, hierfür in gleichem Ausmaß Untersuchungen nach dem „Goldstandard" wie für andere Ansätze durchzuführen, als „nicht wissenschaftlich bewiesen" von der ambulanten Versorgung in Deutschland ausgeschlossen.

Dem liegt nun keine „Verschwörung" zugrunde, auch wenn es sicherlich für manche nützlich sein mag, die Gelder für Aus- und Weiterbildung oder für durchgeführte Psychotherapien nicht einem fairen Wettbewerb auszusetzen, sondern vorab die Weichen gestellt und sich den alleinigen Zugang gesichert zu haben.

Die Erklärung ist viel einfacher: Es bedürfte fast übermenschlicher Redlichkeit und Reflexion, wenn sich eine Richtung X, die fast alle Lehrstühle besetzt hat und damit auch die Forschungsströme lenkt, für die Erforschung eines Ansatzes Y stark machen würde - und sei es ggf. nur, um die Behauptung zu belegen, dass Y nicht oder wenig wirksam sei. Mit Übermenschlichem aber kann nicht ernsthaft gerechnet werden.

Und daher ist es auch nicht verwunderlich, wenn Prozeduren aufgestellt werden, nach denen die Vermutung der Nicht-Effektivität so lange gilt, bis wissenschaftlich aufwändig und umfangreich das Gegenteil bewiesen ist - ohne dass sich jemand Gedanken macht, wer denn das beweisen soll, wenn jene, die für ihre Forschung das Geld erhalten, offensichtlich andere Interessen verfolgen. Ganz zu schweigen von der Frage, wie in größerem Umfang Patienten zu rekrutieren wären, die mit einem Verfahren behandelt werden sollen, das gar nicht zur Krankenbehandlung zugelassen ist und somit bestenfalls als „Heilversuch" bewertet wird

Verschwörung ist das nicht. Aber genau so effektiv.

Keine Koch-Rezepte gegen Jugendgewalt

Kommentar in Heft 1/2008

Mit aller Gewalt wollte Roland Koch an der Macht in Hessen bleiben. Da schienen populistische Vorschläge zur Eindämmung von Jugendgewalt gerade recht. Allerdings waren die Koch-Rezepte denn doch allzu platt, dilettantisch und übertrieben: Nach massiver Kritik von Fachleuten, der sich auch die Medien nicht verschließen konnte, verlor Kochs CDU deutlich - erst in den Umfragen und dann bei der Wahl. Gleichwohl hat die Kampagne eine umfassende Debatte über die viel zu hohe und exzessive Jugendgewalt ausgelöst, die zu einer Besinnung führen könnte.

Einig sind sich die Fachleute nämlich darüber, dass Jugendgewalt etwas mit der Sozialisation zu tun hat. Die Koch-Rezepte, Jugendliche nach Erwachsenen-Strafrecht zu verurteilen und Täter, selbst Kinder, durch mehr und höhere Gefängnisstrafen auszugrenzen, gingen daher genau in die falsche Richtung. Denn die „Sozialisation" im Gefängnis führt selten zu Gewaltabstinenz. Aber auch andere Sozialisationswege sind offenbar oft nicht hilfreich: Bekanntlich greift eher der zur Gewalt, der in seiner Kindheit selbst Gewalt erfahren hat. Daher sieht es auf den ersten Blick so aus, als würde primär die Familie heute in ihren Sozialisationsaufgaben versagen. Dies wäre aber eine einseitige Sicht. Denn die Familie ist selbst wieder in ihren Lösungskompetenzen von den gesellschaftlichen Einflüssen abhängig.

Vielleicht hat ein wachsendes Bewusstsein für solche Zusammenhänge etwas mit dem großen Erfolg des Theaterstücks „Der Gott des Gemetzels" von Yasmina Reza zu tun, das zu den meist gespielten Stücken im letzten Jahr gehörte. Auch dort geht es zunächst um Jugendgewalt: Zwei elfjährige Jungen haben sich so geprügelt, dass einem dabei zwei Schneidezähne ausgeschlagen wurden. Reza lässt aber die Jungen gar nicht erst auftreten. Sondern auf der Bühne treffen deren Elternpaare zusammen, um in „zivilisierter Form", wie sie anfangs versichern, die Angelegenheit zu besprechen.

Im Verlauf des Stückes werden allerdings die Fassaden bürgerlichen Anstands zunehmend rissiger und damit die dahinter liegenden Abgründe aus Hass, Enttäuschungen, Verlogenheit und subtiler Gewalt sichtbar. Die vielen Lacher, von denen Kritiken zu den Aufführungen dieses Stücks übereinstimmend berichten, sind denn auch kaum als reine Heiterkeit sondern vielmehr als ein entstressendes „Ertappt-Sein" der Zuschauer zu verstehen.

Denn es geht nicht nur um die großen verlogenen Widersprüche - etwa wenn die eine Mutter, die als erklärte Friedensaktivistin Bücher über Massaker in der Dritten Welt aus ihrer gutbürgerlich distanzierten Empörung schreibt, letztlich auf ihren Partner einschlägt. Oder wenn einer der „zivilisierten" Väter als renommierter Anwalt nebenher ständig Telefonate führt, in denen er einen Pharmakonzern dabei berät, wie dieser einen üblen Medikamentenskandal vertuschen kann. Vielmehr gelingt es Yasmina Reza aufzuzeigen, wie unter einer dünnen Haut des proklamierten „zivilisierten Miteinanders" Kräfte wirken, die letztlich selbst bei diesen Ehepaaren in offene Gewalt ausarten. Da ist die Prügelei der beiden Elfjährigen trotz ausgeschlagener Zähne eher harmlos.

Gewiss, Manager die Lohnverzicht fordern und sich selbst üppigst bedienen, Juristen, die das Rechtssystem dafür missbrauchen, Unrecht verfahrenstechnisch abzusichern, Politiker, die lauthals Recht und Ordnung predigen, während sie selbst kriminell handeln – wie übrigens auch Kochs Vorgänger im Parteivorsitz der hessischen CDU, der ehemalige Innenminister Kanther – würden es weit von sich weisen, auch nur einen einzigen Schneidezahn auszuschlagen.

Aber schlimmer: sie erzeugen jenes Klima aus Zynismus, Werte- und Menschenverachtung, das Viele hilflos macht und Wut schürt. Wenn dies als Arbeits- und Chancenlosigkeit, Ungerechtigkeit und Entwertung in die Familien hineinwirkt, ist es nur zu verständlich, wenn die Fäuste nicht nur in den Hosentaschen geballt werden.

Vielleicht aber liegt eine noch tiefere Ursache in dem Hang unserer Kultur, immer mehr Lebensbereiche in Wettläufe umzufunktionieren, bei denen die Stärksten und Besten gewinnen, während die Schwächeren auf der Strecke bleiben. Aussortieren statt Fördern ist denn auch schon in der Schule allzu oft die Devise.

Dass es auch anders ginge, hat bereits vor hundert Jahren Max Wertheimer gezeigt, dessen Ansatz prototypisch auch für Rogers gesehen werden kann: Wertheimer erhielt 1906 den Forschungsauftrag herauszufinden, ob bestimmte Patienten (u.a. taubstumme Kinder) schwachsinnig wären. Er prüfte dies aber nicht mit den üblichen Tests, die schon damals darauf fokussierten, was jemand nicht kann und welche Defizite er hat. Vielmehr stellte er den Kindern bestimmte Aufgaben und versuchte dabei, ihnen für die Lösung dieser Aufgaben jeweils möglichst gute Rahmenbedingungen zu schaffen.

Die Fähigkeiten der Kinder wurden somit im Hinblick auf jene Bedingungen untersucht, bei denen sich diese auf einem bestimmten Gebiet jeweils entfalten bzw. nicht entfalten konnten.

In diesem Vorgehen kommt die für humanistische Ansätze zentrale Überzeugung zum Ausdruck, dass Menschen grundsätzlich die Fähigkeit zu geordnetem, der Situation angemessenem Erleben und Verhalten haben, wie gestört und verschüttet diese Fähigkeit in bestimmten Situationen auch sein mag. Und dass es folglich darauf ankommt, sich mit den Bedingungen zu befassen, die zu schaffen wären, um diese Fähigkeit freizulegen. Etwas mehr von dieser Sichtweise in Gesellschaft, Schule und Elternhaus könnte einen Teil der Ohnmacht und damit der Wut und letztlich auch der Gewalt vermindern helfen. Auch wenn dies sicher keine Kochrezepte oder gar Koch-Rezepte sind.

Pfade aus der Sprachlosigkeit

Kommentar in Heft 2/2008

Am 24.4.2008 hat der Gemeinsame Bundesausschuss (G-BA) gesprochen und nach vorhergehender Beanstandung durch das BMG nun „endgültig" die Aufnahme der Gesprächspsychotherapie (GPT) als Richtlinienverfahren abgelehnt.

Manche reiben sich klammheimlich oder offen die Hände: Das faktische Berufsverbot wird, so das berechtigte Kalkül, die Ausbildungs- und Forschungsstrukturen der GPT in Deutschland zerschlagen und so den Verbänden wichtige Grundlagen entziehen. Damit wäre zumindest der psychotherapeutische Ast humanistischer Ansätze erst einmal „platt gemacht". Das lukrative Ausbildungsmonopol der Institute für Richtlinienverfahren in der BRD wird nicht angetastet. Patienten in der BRD wird weiterhin ein sehr beschränktes, für etliche unpassendes, Angebot verordnet.

Viele aber sind schier sprachlos. Es ist eine Sprachlosigkeit, die mehrere Facetten und Gründe hat. Am irrelevantesten ist dabei das G-BA-Ergebnis selbst. Nach jahrzehntelanger Verschleppung des Verfahrens durch den G-BA und seinen Vorgänger, nach all den üblen Tricks, sich immer wieder neue Kriterien auszudenken, wenn die zunächst geforderten erfüllt waren, oder nach dem Täuschungsmanöver, bei den GPT-Verbänden zusätzliche Unterlagen anfordern, die *dann* – in Nacht- und Wochenendarbeit erstellt – unbesehen in die G-BA-Keller wanderten, war der Wille des G-BA überdeutlich. Es war klar, dass der G-BA „Gründe" (er-)finden würde, um die von namhaften Vertretern längst verkündete Ablehnung der GPT umsetzen zu können – egal, wie auch immer die tatsächliche Studienlage zur GPT sein würde. Die Sprachlosigkeit bezieht sich eher auf die Unverfrorenheit, mit welcher sich der G-BA bei seinen „Begründungen" über die Faktenlage, über Expertisen, über Darstellungen der Fachliteratur und der Wissenschaft und die fast einhellige Meinung der Fachwelt hinwegsetzt.

So ist z.B. die Verstümmelung von GPT auf „Non-Direktivität" - wie sie vor 50 Jahren verstanden wurde - keineswegs durch Uninformiertheit der G-BA Mitglieder zu entschuldigen. Denn diese wurden u.a. durch die PT-Kammern, durch das Expertengremium der Bundespsychotherapeutenkammer (BPtK), durch den Wissenschaftlichen Beirat der GwG und andere auf ihre laien- und fehlerhafte Definition von „GPT" hingewiesen. Das Beharren darauf kann daher nur „böswillig" genannt werden. Und dies, obwohl der G-BA seine noch bis in den Entwurf (März 2008) hinein dreiste Behauptung „„...wie sie in Deutschland gelehrt wird" aus der Endfassung gestrichen hat - also einräumt, dass seine Bewertung von „GPT" gar nicht der GPT entspricht, wie sie in Deutschland gelehrt und durchgeführt wird.

Doch für die reale GPT reichten offenbar die Ablehnungs"gründe" nicht aus. Das Ergebnis war nur mit einer absurden Definition zu erreichen. Allerdings handelt es sich dabei nur um ein Beispiel willkürlich vorgenommener, falscher oder böswillig selektiver Interpretation und Auswahl von Fakten, das einem die Sprache verschlägt.

Exemplarisch zu nennen wäre weiters die Hochstilisierung einer E-Mail von Rainer Sachse zum entscheidenden Kriterium, während klare Definitionen von Sachse in Lehrbüchern unterschlagen werden. Oder die Umdefinition von vorläufigen Arbeitsunterlagen einzelner Hilfskräfte der BPtK als „Beurteilung der Expertenkommission", während die tatsächlichen Urteile dieser Expertenkommission entweder ignoriert oder entwertet werden.

Zwar könnte die GPT froh sein, dass der G-BA so ausdrücklich demonstriert hat, wie wirkungsvoll dieses Verfahren ist: Es konnten trotz jahrelangen Bemühens nur solche „Gründe" für eine Ablehnung gefunden werden, deren Unsachgemäßheit und Unredlichkeit gern dem Urteil der (Fach-) Öffentlichkeit und der Gerichte überlassen werden kann. Doch was nützt es, Recht zu haben und irgendwann auch zu bekommen, wenn die Kalkulation des Unrechts aufgeht, die auch anderswo zunehmend aus Macht- und Profitgier vorgerechnet wird:

Wenn angenommen werden kann, dass jemand längst pleite oder tot ist, bis er Recht bekommt, lohnt sich Unrecht. Korrekt kalkuliert wäre es dann sogar unwirtschaftlich, kein Unrecht zu begehen. Und wer will heute unwirtschaftlich sein?

Damit ergibt sich ein weiterer Aspekt von Sprachlosigkeit: Würde man adäquate Bezeichnungen für eine solche Vorgehensweise wählen – etwa von „perfide", „ignorant", „arrogant" etc. sprechen – so erhöbe sich der Vorwurf einer polemischen und unangemessenen Wortwahl. Und niemand würde mehr zuhören. Wie aber weist man „angemessen" darauf hin, dass jemand vorsätzlich und willentlich eine gewaltige Maschine verwendet, um durch Plattwalzen des Gartens seines Nachbarn diesen daran zu hindern, genau wie er Heilkräuter am Markt anzubieten. Wenn also die Lebensgrundlagen mutwillig vernichtet werden – wie stirbt man „politisch korrekt"? Ich habe keine Antwort.

Gleichwohl müssen Pfade aus der Sprachlosigkeit gefunden werden. Denn die Erfahrung zeigt, dass Viele so grundanständig sind, dass sie einfach nicht glauben können, dass so etwas wirklich in Deutschland geschieht. Es gibt offensichtlich ein Vermittlungsproblem. Jedenfalls kann man auch sprachlos darüber sein, wer derzeit alles „sprachlos" bleibt – sich also nicht öffentlich äußert, obwohl alles dafür spräche.

Die Tatsache, dass es treibenden Kräften bisher nicht gelungen ist, einen Keil zwischen die GPT und die Therapeutenkammern zu treiben, gibt Hoffnung. Es gibt eine große Anzahl an Therapeutinnen auch in „konkurrierenden" Verfahren, die eine Solidarität der Anständigen demonstrieren und der Willkür des G-BA trotzen. Und die kompetent genug sind, sich von den Pseudo-„Gründen" des G-BA nicht täuschen zu lassen.

Viele vermögen auch zu sehen, dass eine geistige Versteppung der therapeutischen Landschaft nicht nur der GPT sondern allen schadet. Mit diesen gilt es, im Gespräch darüber zu bleiben, wie der Schaden des G-BA begrenzt werden kann

Unbillige Pläne zu Billig-Jobs

Kommentar in Heft 3/2008

Auf den ersten Blick erscheint der gemeinsame Plan der Bundesagentur für Arbeit und des Bundesgesundheitsministeriums verlockend: Bis zu 10.000 Langzeitarbeitslose sollen als sog. „Pflegeassistenten " für die Betreuung von Demenzkranken in Pflegeheimen eingesetzt werden. Da würden dann viele Hartz-IV-Empfänger endlich wieder einen Arbeitsplatz haben und die wegen chronisch-massiven Personalmangels völlig überforderten Pflegefachkräfte entlasten. „Vorlesen, Einkaufen, Spazierengehen, Basteln oder Musizieren mit den Dementen" sollen von diesen Assistenten übernommen werden, damit sich die hauptamtlichen Pflegekräfte mehr ihren „eigentlichen Aufgaben" widmen können. So jedenfalls heißt es in den Verlautbarungen der Behörden.

Dass die Reaktionen aus den Pflegeprofessionen eher reserviert sind, scheint für manche unverständlich zu sein: „Man wird das Gefühl nicht los, dass Heimleiter oder Leute vom Fach sich dagegen wehren, dass Ihnen geholfen wird", war denn auch eine typisch frustrierte Bemerkung in einem Interview des WDR mit einer Heimleiterin, weil diese die offensichtliche Begeisterung der Journalistin nicht teilen mochte. Aus „eigener Erfahrung mit der dementen Oma zuhause" wusste die Journalistin nämlich zu berichten, dass Vorlesen oder Basteln durchaus hilfreich für diese sei.

Solche laienhafte Verallgemeinerung von Erfahrungen mit leichten Pflegefällen liegt vermutlich auch den Plänen der Gesundheitsbürokraten zugrunde. Doch die Einsatzbereiche der geplanten Pflegeassistenten finden in der vollstationären Pflege statt. Die dort untergebrachten schwer dementen Patienten erfordern eine weit höhere Kompetenz in der Pflege, als es der Umgang mit der vergesslichen Oma vermuten lässt.

Dennoch soll die geplante Kurzausbildung für die neuen Helfer in der Pflege nicht mehr als 160 Stunden betragen – obwohl die deutsche Alzheimergesellschaft mindestens 900 Stunden für eine angemessene Schulung gefordert hatte, und die vollamtlichen, staatlich geprüften Pflegerinnen und Pfleger eine dreijährige Ausbildung absolvieren.

Bekanntlich entwickeln aber sogar motivierte und freundlich gesonnene Familienangehörige im alltäglichen belastenden Umgang mit Dementen nicht selten so erhebliche Aggressionen, dass sie gar „ausrasten". Daher ist schwer vorstellbar, wie kaum motivierte Fremde, ohne besondere Ausbildung und Supervision bei entsprechend mangelhafter Qualifikation die hohe Belastbarkeit und Kompetenz aufbringen sollen, welche erforderlich wäre, um dauerhaft mit dementen Menschen umzugehen. Natürlich wird betont, dass die umgeschulten Langzeitarbeitslosen gar nicht in der „Pflege" eingesetzt werden, sondern eben nur für „Betreuung". Doch diese feinen begrifflichen Unterschiede auf dem Papier lassen sich nicht so einfach in der Praxis realisieren.

Was ist, wenn beim schlichten Spazierengehen eben doch eine Situation eintritt, die mit angeschulter Minimalkompetenz nicht zu lösen ist? Wenn die Trennung eines Tätigkeitsfeldes in Teile mit und ohne Kompetenz immer so einfach wäre, könnten angelernte Langzeitarbeitslose auch ganz woanders eingesetzt werden:

Sie könnten beispielsweise Bundestagsabgeordnete beim Absitzen vieler Stunden im Parlament entlasten, wenn diese den gedruckten Reden ohnedies kaum Aufmerksamkeit zollen. Oder bei Abstimmungen mit Fraktionszwang die Hand heben, um die Parlamentarier für ihre „eigentliche Tätigkeit zu entlasten". Zahlreiche Stunden und Tätigkeiten, welche Minister oder Führungskräfte in Verwaltungen zubringen, sind ebenso leicht ausführbar, und könnten von „billigen" Langzeitarbeitslosen übernommen werden.

Doch solche Vorschläge sind nicht zu hören. Zu Recht würde die Zerlegung in „eigentliche", qualifizierte, und „uneigentliche", unqualifizierte, Tätigkeit als absurd zurückgewiesen. Aber den Dementen, ihrem Pflegepersonal und den Langzeitarbeitslosen meint man, solche Lösungen zumuten zu können. Die Dementen können sich sowieso nicht wehren. Und das Pflegepersonal mit den Ansprüchen auf eine angemessene Bezahlung ist manchen ein Dorn im Auge, die meinen, dass es auch viel billiger ginge – was dann die Rendite der Sozialkonzerne steigern und zu einer effizienteren und wirtschaftlicheren Versorgung der Dementen führen würde.

Sind die Langzeitarbeitslosen mit den Billigst-Jobs erst einmal flächendeckend eingesetzt, lässt sich gut argumentieren, dass es keine randomisierten, kontrollierten Studien gibt, welche einwandfrei beweisen, dass die regulären Pflegekräfte wirklich effektiver arbeiten als die Billig-Jobber. Also kann man die regulären Stellen dann auch (noch) weiter streichen.

Der Pflegenotstand liegt aber nicht daran, dass zu wenig Menschen Interesse an einer guten Ausbildung mit einer angemessenen Bezahlung hätten. Die Notstände im Gesundheits- und Sozialsystem gibt es vor allem deswegen, weil pflegerische, therapeutische und ärztliche Leistung zunehmend entwertet wird und vorhandene Mittel zugunsten von rendite-orientierten Sozialunternehmen, Apparatevertreibern und Herstellern von Pharmaka umverteilt werden. Und viele der Langzeitarbeitslosen, von denen jetzt die Rede ist, sind dadurch sogar erst arbeitslos geworden.

Brauchen wir eine psychologische Psychologie?

Kommentar in Heft 1/2009

Kürzlich las ich die Ausschreibung für eine Professur in „Pädagogischer Psychologie", die primär Studierende für das Lehramt ausbilden soll. Was wird von jemandem erwartet, der 'als Psychologe künftigen Lehrerinnen und Lehrern Kompetenzen und Wissen vermitteln soll, die sie für die Anforderungen des Schulalltags brauchen?

Gefragt ist, laut Anzeige, die „Erforschung der biologisch-neurowissenschaftlichen Korrelate von Erleben und Verhalten und damit verbunden ein verhaltensmedizinisch-psychosomatischer Schwerpunkt in der Klinischen Psychologie."

Nun steht außer Frage, dass die physiologischen, biologischen, neurologischen oder medizinischen Grundlagen wichtig sind. Aber hat die Psychologie in den letzten hundert Jahren nicht gezeigt, dass sie mehr zu bieten hat und andere Fragen behandeln kann, als im Rahmen der eben genannten Disziplinen überhaupt thematisiert werden können? Erwarten wir etwa von Physiologen, Biologen, Neurologen oder Medizinern Antworten auf Fragen nach der Förderung des Selbstwertes und dessen Einfluss auf die Konfliktbewältigung im Schulalltag? Oder auf die Frage, was eine tragfähige therapeutische Beziehung fördert?

Wer soll erforschen, welche Bilder und Problembeschreibungen in Familien eine Adaptation an neue

Entwicklungsaufgaben fördern und welche dies behindern - und wie Berater oder Therapeuten hier positive Veränderungsprozesse unterstützen können? Oder wie Menschen, die unter Sinnlosigkeit leiden, auf ihren Wegen zur Sinnfindung – und weg vom Suizid – begleitet werden können?

Nehmen wir wirklich an, dass eine noch so weit vorangetriebene Erforschung der Gehirnvorgänge die Erhebung biographisch-narrativer Selbstbeschreibungen überflüssig macht - oder, dass letztere dann Aufgabe von neurologisch oder physiologisch trainierten Forschern sein wird?

All dies werden wir hoffentlich mit „sicher nicht!" beantworten. Doch leider ist der Ausschreibungstext kein vereinzelter Missgriff: So zeigt beispielsweise das Titelfoto eines Flyers, der für den „Bachelor und Master in Psychologie" wirbt, eine junge Dame in weißem Kittel – vermutlich soll das der Prototyp künftiger Psychologen sein – wie sie jemandem Mess-Elektroden an der linken Hand befestigt. Die Kabel gehen zu einem Computer, neben dem einige Reagenzgläser stehen.

Bei dem „jemandem" von „Versuchsperson" zu sprechen, wäre noch geschönt. Denn auf eine „Person" kommt es hier offensichtlich nicht an. Vielmehr gewinnt man den Eindruck, dass dieser Versuchsaufbau genauso für Affen oder andere Tiere geeignet wäre. Dieses Bild auf einem Werbeflyer für medizinisch-technische Hilfskräfte könnte nicht treffender sein.

Nochmals: Psychologie und Psychotherapie können fraglos ungemein von den genannten Grundlagenwissenschaften profitieren. Aber handelt es sich deshalb bei der Beschäftigung mit chemischen oder neuronalen Prozessen bereits um Psychologie?

Mit welchem Bild von Psychologie werden Studierende indoktriniert, wenn sie in einem rund tausendseitigen Lehrbuch „Klinische Psychologie & Psychotherapie" zwar weit über hundert Seiten neuro- und biopsychologisches, psychopharmakologisches und genetisches Grundlagenwissen vermittelt bekommen, aber nur auf einer halben (!) Seite etwas über das Spektrum humanistischer Ansätze und die Gesprächspsychotherapie erfahren. Und dies zudem in einer abstrusen Inkompetenz, die belegt, dass sicherlich kein Lehrbuch dieser Richtung auch nur aufgeschlagen wurde. Kann man deutschen Universitätsprofessoren nicht zumuten, sich über das, worüber sie schreiben, auch dann angemessen zu informieren, wenn es nicht um biomedizinische Grundlagen geht?

Die tiefenpsychologischen und analytischen Ansätze werden immerhin noch mit fünf Seiten bedacht. Zu den systemischen Ansätzen hat es aber gar nicht mehr gereicht. Vielleicht ist es da sogar ganz gut, wenn Absolventen mit einem solchen Wissens-(oder Unwissens)-Bias nur als medizinisch-technisches Hilfspersonal eingesetzt werden.

Als vor einigen Jahren die sog. „Bonner Erklärung" mit mehreren tausend Unterschriften mahnte: „Sinnverstehende, einem humanistischen Menschenbild verpflichtete psychotherapeutische Traditionen... sollen inhaltlich, politisch und ökonomisch verdrängt und ausgegrenzt werden", ereiferten sich andere, dass dies eine maßlose Übertreibung sei.

Nun haben sich kürzlich auch Psychoanalytiker in der Zeitschrift des deutschen Hochschulverbandes („Forschung und Lehre") über die einseitige Besetzung klinisch-psychologischer Lehrstühle beklagt; und aktuell gibt es eine Aktion deutscher Psychoanalytiker, eine Resolution gegen die in England stattfindende Bedrohung dieser Richtung zu unterstützen.

Darin heißt es: „In Deutschland sind wir mit Bemühungen konfrontiert, Psychotherapie einseitig auf ein naturwissenschaftliches Psychotherapieverständnis zu reduzieren und die Berechtigung verschiedener Lebensentwürfe sowie verschiedener Verständnisse menschlicher Existenz zu ignorieren". In der Tat!

Allerdings könnte die Unterstützung kräftiger ausfallen, wenn nicht allzu viele Psychodynamiker allzu lange an der Ausmerzung von Richtungen, wie der GPT, mitgewirkt hätten - wohl in der trügerischen Hoffnung, so selbst besser überleben zu können.

„Konsequenterweise" wurde nun im Wissenschaftlichen Beirat Psychotherapie (WBP) der einzige stimmberechtigte Platz der Psychologen, den ein eher humanistisch-systemischer Wissenschaftler inne hatte, mit einem Neuropsychologen nachbesetzt.

Brauchen wir demnach in der BRD keine Psychologen mehr, die sich mit psychologischen Fragen beschäftigen?

Vermessenes zur Qualität von Pflegeheimen

Kommentar in Heft 2/2009

Pflegeheime sind (auch) in Deutschland seit Jahrzehnten im Gerede. Glaubt man den Hochglanzprospekten der Betreiber, so gibt es fast nur traumhafte Idyllen mit hochkompetenter sozialer, psychischer und physischer Versorgung. In den diversen Medien und aus Berichten vieler Betroffener sind hingegen oft Horrorszenarien zu erfahren: Nicht einmal hinreichende Ernährung und Hygiene sind dort gewährleistet. Von Verwahrlosung, Vereinsamung, Psychoterror ist die Rede.

Die Wirklichkeit spielt sich fraglos zwischen diesen beiden Extremen ab. Doch wie gut im konkreten Fall eine bestimmte Einrichtung ist, wenn man einen Platz sucht, ist nicht leicht zu ermitteln. Denn selbst wenn man etliche Heime besichtigt, kann ein so kurzer Eindruck stark täuschen. Entsprechend ist die Verunsicherung bei Betroffenen und ihren Angehörigen sehr groß. Denn hier werden Entscheidungen für viele Jahre getroffen - und ein Wechsel in eine andere Einrichtung ist oft so aufwändig, dass dieser vergleichsweise selten erfolgt.

Daher ist begrüßenswert, dass im Rahmen der Pflegereform von 2008 auch die Erstellung und Veröffentlichung von Qualitätsberichten über Pflegeeinrichtungen beschlossen wurde. Diese Berichte sollen den Pflegebedürftigen und ihren Angehörigen brauchbare Informationen über die Qualität von Pflegeheimen und ambulanten Pflegediensten an die Hand geben. 2011, so die gesetzliche Vorgabe, sollen alle (rund 10. 400) Pflegeheime nach den neuen Vorgaben geprüft sein.

Wie so ein Verfahren für die Qualitätsprüfung prinzipiell aussehen könnte, ist in Deutschland seit Jahrzehnten durch Einrichtungen wie die „Stiftung Warentest" mit ihren Dienstleistungsuntersuchungen erprobt und bewährt. Oberstes Gebot ist die Beauftragung neutraler Begutachter(institute), deren Namen vertraulich bleiben und die vor allem in keiner Weise mit den Anbietern verbunden sein dürfen. Ebenso wichtig ist, dass es in der Fülle transparenter Beurteilungskriterien solche gibt, die auf jeden Fall erfüllt sein müssen, damit kein „mangelhaft" vergeben wird - oder zumindest eine sehr deutliche Abwertung erfolgt. Jedem Laien ist einsichtig, dass etwa ein Föhn, der sehr gut in der Hand liegt (=1) und eine sehr gute (=1) Gebrauchsanweisung hat, bei mangelhafter elektrischer Sicherheit (= 5) als Gesamtnote nicht etwa mit einem „gut" (=2,3) glänzen bzw. werben darf, sondern als „mangelhaft" abgewertet und vom Markt genommen werden muss, bevor die ersten Verbraucher massive Unfälle erleiden.

Der Gesetzgeber beauftragte nun allerdings nicht die „Stiftung Warentest" sondern den Spitzenverband der Gesetzlichen Krankenversicherung (GKV), der als Vertreter der Krankenkassen auch einer der Träger des Gemeinsamen Bundesausschusses ist, mit weiteren Verbänden eine Systematik zur Prüfung der Qualität zu entwickeln.

Dieses Benotungssystem - nach dem die Medizinischen Dienste der Krankenkassen (MDK) bereits ab

Mai 09 ihre Daten erheben - wurde im März 09 von der GKV vorgestellt. Für alle Pflegeheime wird es künftig eine Gesamtnote und vier Teilnoten sowie eine Note für die Bewohnerbefragung geben. Auch ambulante Pflegeeinrichtungen werden im Prinzip nach der gleichen Systematik geprüft. Die Noten setzen sich jeweils aus vielen Einzelbewertungen zusammen.

Auf den ersten Blick also ein Vorgehen, das zumindest so viel Information und Entscheidungshilfe verspricht, wie die Bewertungen in „test". Stolz ließen denn auch GKV und Medizinischer Dienst des Spitzenverbandes Bund der Krankenkassen e.V. (MDS) in einer gemeinsamen Presseerklärung verlautbaren: „Schritt für Schritt kommt jetzt die notwendige Transparenz in die Pflegequalität. Durch Noten für jedes Pflegeheim in Deutschland wird deutlich werden, wie gut die Qualität jedes einzelnen ist. Denn wenn ein Heim ein „gut" oder nur ein „mangelhaft" hat, weiß jeder Bescheid. Dabei kann man, je nach Informationsbedürfnis, die Gesamtnote oder die Einzelbewertungen oder auch das Ergebnis der Bewohnerbefragungen zu Rate ziehen. Dies ist gut für die Pflegebedürftigen und ihre Angehörigen."

Doch inzwischen ist von zahlreichen Stellen herbe Kritik laut geworden. Denn im Gegensatz zu den oben genannten Essentials von „test"-Urteilen, wurde das Benotungssystem nicht unabhängig von den Interessen der Anbieter erstellt, sondern ist gemeinsam mit diesen entwickelt worden. Adolf Bauer, Präsident des Sozialverband Deutschland, betont denn auch, dass sich bei den bislang vorliegenden Entwürfen die Interessen der

Heimbetreiber und ambulanten Pflegedienste durchgesetzt hätten. Hingegen sind die Betroffenen selbst, die Selbsthilfe und Verbraucherorganisationen viel zu wenig in die Entwicklung der neuen Prüfsystematik eingebunden worden, betont die Bundestagsfraktion Bündnis 90/Die Grünen in einer Presseerklärung.

Als Resultat kam etwas heraus, was Bayerns Sozialministerin Christine Haderthauer (CSU) als „einzige Kompromisssülze" bezeichnet. Besonders unzureichend finden viele Kritiker, dass es auch keine k.o.-Kriterien gibt, sondern mangelhafte Ergebnisse in wichtigen Bereichen durch gute in eher peripheren schöngerechnet werden können. So kann ein mangelhafter Ernährungszustand von Heimbewohnern durch schriftliche Verfahrensanweisungen „zu erster Hilfe und Verhalten in Notfällen" rechnerisch ausgeglichen werden.

Haderthauer sprach denn auch im Spiegel von einem Versuch „reiner Volksverdummung". Ähnliche Kritik kam vom SPD-Gesundheitspolitiker Karl Lauterbach; ebenso von den „Grünen". Selbst führende Vertreter der MDK äußern sich entsetzt. Doch Kritik ficht den GKV-Spitzenverband nicht an. Sein Sprecher Florian Lanz teilte Ende Mai selbstherrlich mit: „Die neuen Pflegenoten (werden) künftig für Klarheit sorgen und dadurch die Pflegequalität verbessern, auch wenn heute noch vereinzelte Kritiker eifrig nach dem Haar in der Suppe suchen."

Man wird daher gespannt sein, ob Bundesgesundheitsministerin Ulla Schmidt der Vermessenheit Grenzen setzen wird.

Trends vom Arbeitsmarkt

Kommentar in Heft 3/2009

Die gute Nachricht zuerst: Endlich gibt es einen Wirkfaktor, der alles in den Schatten stellt, was die bisherige Psychotherapieforschung aufzubieten hat. Zudem scheint dieser Faktor sowohl auf somatischer wie auf psychischer Ebene zu wirken.

Jedenfalls hat dieser Faktor als Ergebnis hervorgebracht, dass der „Krankenstand in den deutschen Firmen in den ersten sechs Monaten des Jahres 2009 auf ein historisches Tief gefallen" ist, wie etliche Medien in Juli unter Berufung auf Statistiken des BMfG berichteten. Das sei „der niedrigste Stand in einem ersten Halbjahr seit Einführung der Krankenstands-Statistik im Jahr 1970".

Eine Therapie, die diesen Wirkfaktor zu einer Technik machen würde, hätte bei den auf Wirksamkeits- und Nützlichkeits-Messungen fixierten Gremien wohl gute Chancen, schnell zu einem Richtlinienverfahren erklärt zu werden. Es dürfte höchstens schwierig sein, eine Randomisierung mit Kontrollgruppen durchzuführen. Aber dafür ist der Krankenstand, der sich für dieses Halbjahr mit „3,24 Prozent der Sollarbeitszeit" genau berechnen lässt, ein Maß, das alle erforderlichen Bedingungen nach Objektivität, Reliabilität und Validität erfüllt. So wie auch die objektive Ursache dieses Wirkfaktors klar ist. Zumindest für Dieter Hundt, Arbeitgeberpräsident, der im Gießener

Anzeiger den niedrigen Krankenstand so erklärte: „Zum einen haben körperlich belastende Tätigkeiten an Bedeutung verloren. Zum anderen betreiben immer mehr Unternehmen eine aktive und systematische betriebliche Gesundheitsförderung".

Leider sind – und das ist die weniger gute Nachricht – nicht alle von dieser Erklärung überzeugt. So zeigt eine vom DGB in Auftrag gegebenen Studie - ebenfalls vom Juli 09 - dass mehr als ein Drittel (36%) der Arbeitnehmer in den letzten zwölf Monaten auch gegen den Rat ihres Arztes zur Arbeit gingen. Jeder zweite (50%) ging mehrfach auch dann zur Arbeit, wenn er sich „richtig krank" fühlte. Und gar 78% gaben an, mindestens einmal in dieser Zeit krank zur Arbeit gegangen zu sein. Der DGB sprach von „Jobangst" und führte an, dass von jenen Arbeitnehmern, die angaben, um ihren Arbeitsplatz zu bangen, 71% mehrmals krank zur Arbeit gingen. Während es bei jenen, die keine Angst um ihren Job hatten, „lediglich" 41% waren.

Allerdings muss uns das - zumindest aus wissenschaftlicher Sicht - nicht beunruhigen. Auch wenn fast 8.000 Personen repräsentativ von „infratest" befragt wurden: Es sind ja nur die subjektiven Eindrücke der Arbeitnehmer. Und spätestens seit dem „Methodenpapier" des WBP weiß man ja, dass die Eindrücke von Patienten und Therapeuten ziemlich irrelevant sind. Was demnach jemand an Beschwerden mitteilt oder auf einem Fragebogen vermerkt, kann man getrost vergessen. Erst wenn er diese Beschwerden auf einem Fragebogen ankreuzt, der für objektiv, reliabel und valide erklärt wurde, wird das zu einer relevanten Messung. Darin liegt der Zauber von Wissenschaft.

Und selbst wenn es wirklich „Jobangst" sein sollte: auch dieses Problem wird bereits massiv angegangen - zumindest soweit es die Laune verderben könnte. 46% ließen sich laut DGB-Umfrage Medikamente verschreiben, um fit für den Arbeitsplatz zu sein. Und bereits im Februar hatte die DAK eine Studie veröffentlicht, nach der „Rund zwei Millionen gesunde Arbeitnehmer in Deutschland" „Stimmungsaufheller ...gegen Probleme, für mehr Leistung und bessere Laune im Job" genommen haben, wie damals DAK-Chef Herbert Rebscher hervorhob.

Sollte das dann gar nicht mehr funktionieren, sind Arbeitnehmer zunehmend bereit, freiwillig den Vorschlägen von Otto Kentzler, Präsident des Zentralverbands des Deutschen Handwerks (ZDH) zu folgen.

Dieser hatte bereits 2005 gefordert, künftig Krankheitstage mit dem Urlaubsanspruch von Arbeitnehmern zu verrechnen. Nun ergab die DGB-Studie, dass immerhin schon 23% im letzten Jahr Urlaub dafür genommen hatten, um fit für die Arbeit zu werden. Das zeigt, wie gut unsere Solidargemeinschaft inzwischen funktioniert. Denn die vielen Milliarden, die z.B. von Bankmanagern verzockt oder als Abfindungen gezahlt wurden, müssen ja schließlich erwirtschaftet werden.

Zu diesen Trends am Arbeitsmarkt passt gut, was „monitor" kürzlich (13.8.09) aufdeckte: Immer mehr Langzeitarbeitslose verschwinden aus der Statistik, indem sie in Behindertenwerkstätten verwiesen werden. Allein in den letzten 5 Jahren stieg die Zahl solcher BfA-Zuweisungen um fast 20% auf 27.350 Personen. Auch Menschen, die da eigentlich nicht hingehören, wie „monitor" recherchierte.

Im konkreten Fall wurde einer Arbeitssuchenden, die einen Test bei der BfA ausgefüllt hatte, ohne weitere Untersuchung einfach schriftlich mitgeteilt, sie sei ab jetzt „dauerhaft geistig behindert". Worauf für die Frau ihre Welt zusammenbrach. Ihr sei nur noch „zum Heulen zumute" sagte sie.

Aufschlussreich ist, wie die BfA-Filale in Magdeburg „argumentierte", als ihr von „monitor" und der Betroffenen vorgehalten wurde, dass man eingeschränkte Vermittlung seitens der BfA auch anders begründen könnte, als mit „geistig behindert". Die Antwort war nämlich: „Nein ... das kann man nicht ... das sind vorgefertigte Formulare, die überall ... oder Tests, die überall in allen Agenturen für Arbeit in der Bundesrepublik gleich ablaufen."

Bei „vorgefertigten Formularen" hören Denken und Verantwortung des Menschen auf. Versteht sich. Es ist zu befürchten, dass dieser Test der BfA sogar objektiv, reliabel und valide ist.

Wer wollte es da noch wagen, etwas weniger Menschenverachtung einzufordern?

Umgang mit Depression

Kommentar in Heft 4/2009

In diesen Tagen ist es gerade das Thema in den Medien – auch wenn man sich beim Erscheinen dieses Heftes wohl nur noch schwach daran erinnern wird: Es geht um den Suizid des ehemaligen Nationaltorhüters Robert Enke. Dieser hatte sich, erst 32 Jahre alt, vor einen Zug geworfen. Dass er sechs Jahre lang wegen Depression in Behandlung war, hatte er aus Scham, wie es hieß, geheim gehalten.

Es ist sicherlich angemessen, wenn der Tod eines Prominenten entsprechende Aufmerksamkeit durch die Medien erfährt. Und wenn ein junger Fußballer mit einer großen aktiven Fangemeinde sich selbst das Leben nimmt, sind breite Anteilnahme und Betroffenheit verständlich. Doch lässt das Ausmaß des mehrtägigen Medienspektakels die Vermutung über weitere Motive aufkommen.

Sehr schnell mischten sich nämlich in die Betrachtungen über die spezifischen Umstände des Lebens und Todes dieses einen Menschen, Robert Enke, sehr allgemeine Fragen über die Auswüchse des Leistungsdenkens im Sport und in der Gesellschaft insgesamt. Funktionsträger und Kommentatoren waren sich schnell darin einig, dass „das Thema Depression ...im Profifußball kein Tabu mehr sein" dürfe (DFB-Präsident Theo Zwanziger). Jeder solle „im Fußball ohne

Angst leben können. Mit seinen Stärken, Schwächen und Neigungen".

Gut gesprochen. Und in der Situation wohl auch ehrlich gemeint. Doch muss bezweifelt werden, dass die guten Vorsätze Einzelner ausreichen, um ein System zur Veränderung zu bringen, dem eine viel umfassendere Ideologie zugrunde liegt. Immerhin sind nicht nur im Profifußball vor allem emotionslose, kaltblütige, unbesiegbare Super-Helden die Medienstars. Wie die vielen Doping-Skandale in fast jeder Sportart zeigen, wird erwartet, rücksichtslos auch gegen den eigenen Körper zu sein und – wenn man hoffen darf, dass es unentdeckt bleibt – andere Konkurrenten beliebig zu hintergehen und zu betrügen.

In dieser Ideologie wird zum Star – bzw. bescheidener, aber im selben Denkstil: hat Erfolg – wer sich seiner komplexen Weise, als Mensch in der Welt zu sein, entkleidet oder diese zumindest öffentlich verleugnet. Möglichst eindimensionale Abziehbilder mit abstrakten, isolierten Eigenschaften sind gefragt. Das zieht sich sogar bis in die Mainstream-Ideologie von Psychotherapie, wo hartnäckig die Sicht verteidigt wird, dass Symptome oder Störungen von Verfahren oder Methoden behandelt werden. Biographische Komplexität sowie Vielfalt der Lebensentwürfe und Seinsweisen als essentielle Aspekte des Menschen tauchen in solchen Ideologien nicht mehr auf.

Das mediale Blätterrauschen anlässlich dieses einen Suizids hatte vielleicht auch etwas damit zu tun, dass für einen (leider) kurzen Moment innegehalten und auf den Prozess geschaut wurde, mit dem diese Ideologie aufrecht erhalten wird. Manche fühlten sich vielleicht ertappt. Andere gar enttäuscht darüber, dass Enke doch kein so eindimensionaler Superheld war, wie man ihn für die mediale Vermarktung gebraucht hatte und gern weiter gebraucht hätte.

Für letzteres spricht eine kurze Analyse des Soziologen Gunter Gebauer, der selbst in den (sicher gut gemeinten) Nachrufen auf Enke Formulierungen fand, dass dieser nach Barcelona vom Trainer „aussortiert", nach Istanbul „ausgeliehen" wurde und bei einem „Mittelklasseclub" landete. Zu Recht betonte Gebauer, dass genau diese Sicht- und Sprechweise einen Profi-Fußballer dazu zwingt, Schwächen und Leiden geheim zu halten. Ob sich daher in einigen Wochen noch jemand in den Medien oder in der Gesellschaft für jene Sportler interessiert, die jenseits des Superman-Klischees ihre spezifischen „Stärken, Schwächen und Neigungen" zeigen, bleibt abzuwarten.

Damit aber rückt das eigentliche Thema „Depression" ins Zentrum: Denn nach den sehr prägnanten und überzeugenden Darstellungen des Schweizer Psychotherapeuten Giger-Bütler („Sie haben es doch gut gemeint" 2003 und „Endlich frei" 2007) ist es gerade die chronische Selbstüberforderung, das Wahren der Fassade, die Überzeugung, nicht vor den Ansprüchen „der Welt" versagen zu dürfen, was einer Depression zugrunde liegt. Auch wenn Giger-Bütler sehr genau aufzeigt, welche Mechanismen besonders in der Kindheit zu einer solchen Fehlhaltung führen können, dienen die derzeitigen gesellschaftlichen Ideologien eher der

Stabilisierung und Verstärkung als der Verringerung solcher Dynamiken.

Bedenkt man, dass allein in Deutschland jährlich 9.000 Suizide und rund 150.000 Suizidversuche unternommen werden, so wäre eigentlich die Ausschöpfung aller Behandlungsmöglichkeiten angesagt. Denn sowohl die Stiftung Deutsche Depressionshilfe weist darauf hin, dass „die große Mehrheit" dieser Suizide „vermutlich auf eine nicht oder nicht optimal behandelte Depression zurückzuführen" sei, als auch die „Gesundheitsberichterstattung des Bundes" 2006, worin es heißt: „So verstirbt etwa einer von sieben schwer depressiven Patienten durch Suizid. ...Bisher wird wahrscheinlich nur bei einem Teil der Betroffenen die richtige Diagnose gestellt und eine angemessene Behandlung eingeleitet."

Doch ein Therapeut wie Giger-Bütler, der in der Schweiz zahlreiche depressive Menschen sehr erfolgreich behandelt hat, hätte hierzulande keine Chance: Er ist nämlich Personzentrierter Psychotherapeut - gehört also zu jenen, die nach Ansicht des G-BA bei uns überflüssig sind: Trotz der obigen Befunde und trotz klarer Forschungsergebnisse, dass nicht alle Patienten von den Richtlinienverfahren profitieren, hat der G-BA bekanntlich beschlossen, dass die Psychotherapie in deutschen Praxen weiter auf zwei Verfahren beschränkt bleibt. Für wen die nicht passen, der hat eben Pech gehabt - jedenfalls in Deutschland. Für diese desaströse Politik des G-BA gibt es leider kein Medien-Interesse.

Lausige Zeiten

Kommentar in Heft 1/2010

Kürzlich stand in der FAZ (Frankfurter Allgemeine Zeitung) ein längerer Artikel, in dem es um die Förderung des Sozialverhaltens von Managern ging. Ausführlich wurde über die Seminare und die darin vermittelten Prinzipien von Patrick van Feen berichtet. Schon über 6.000 Teilnehmer, vor allem Führungskräfte, hat van Feen bereits weitergebildet; daneben berät er regelmäßig Firmen, die Schwierigkeiten mit internen Abläufen haben.

Van Feen ist kein personzentrierter Psychologe. Wenn er von Loyalität und von Wohlbefinden spricht, bezieht er sich nicht auf Carl Rogers – vermutlich hat er von diesem auch noch nie gehört. Van Feen ist nämlich Biologe. Und seine Seminare für Manager finden im Zoo, genauer im Affenhaus, statt. „Apemanagement" (Affenmanagement) nennt er denn auch dieses von den Führungspersönlichkeiten in Deutschland und Holland offensichtlich stark nachgefragte Angebot.

Die Begründung liegt auf der Hand: „Mehr als 98 Prozent unseres genetischen Materials teilen wir mit unseren engsten Verwandten, den Schimpansen. So gesehen sei es also verständlich, dass es am Arbeitsplatz oft zugeht wie in einer Affenhorde", schreibt die FAZ ohne jeden ironischen Unterton oder kritische Distanz.

Käme es nur auf den genetischen Verwandtschaftsgrad an, böten sich eigentlich ganz andere Möglichkeiten für das Modelllernen: Die Berechnungsmethoden sind umstritten und werden für Schimpansen nach neueren Forschungsergebnissen deutlich geringer angesetzt (www.sciencev1.orf.at/science/news/114537).

Andere wiederum schätzen die genetische Verwandtschaft zu Schweinen ebenfalls auf 90-98 %. Da gäbe es von den sensiblen Schweinen viel für die Manager zu lernen. Sogar der gelegentliche Kannibalismus – bei Affen höchst selten – wäre Managern ein gutes Modell, auch wenn man in diesen Kreisen lieber von „feindlicher Übernahme" spricht.

Allerdings ist ein Schweinestall wohl ein deutlich weniger attraktiver Seminarort für Manager, trotz ähnlicher Exklusivität. Man könnte die Manager auch in einen Slum in Kalkutta einladen: Auch da gäbe es viel zu lernen. Und die dort hausenden Lebewesen, Menschen, sind genetisch sogar noch enger mit den Managern verwandt. Aber es ist wohl doch besser, diese Verwandtschaft zu ignorieren: Das würde vielleicht den Einsatz bei der Umverteilung der Reichtümer dieser Erde etwas bremsen. Aus demselben Grund scheidet vermutlich ein Gang über den Friedhof ebenfalls aus. Aber auch hier könnten Manager in Konfrontation mit der Sterblichkeit etliches lernen. Und die Begrabenen sind genetisch verwandter als die Affen – unterscheidet sich doch ein lebender von einem toten Menschen genetisch überhaupt nicht.

Offensichtlich hat das Studium des Affenverhaltens über die genetische Verwandtschaft hinaus denn doch einige Vorteile. So schießt der Beitrag mit der Feststellung des Produktmanagers eines mittelständischen Unternehmens: „Die wichtigste Lehre, die er aus dem Seminar mitnehme: dass man eine klare Hierarchie brauche". Das lässt sich bei Affen in der Tat mit hoher Evidenz feststellen. Und wegen der genetischen Verwandtschaft ist nun klar, dass dies die Probleme des Miteinanders in deutschen (und anderen) Unternehmen löst.

Da kann man van Veen und seinen lernbegierigen Managern nur wünschen, dass die Affen nicht von einer Seuche dahingerafft werden: Nicht auszudenken, wenn die Manager in den Seminaren mangels Affen mit richtigen Menschen zu tun bekämen. Statt nur ihr Verhalten beobachten zu lassen, kämen diese Menschen gar auf die Idee, zu sagen, wie es ihnen geht, was sie wollen und – weit schlimmer noch – wie die Manager vielleicht auf sie wirken. Es würde dann vielleicht deutlich, dass Sozialverhalten bei Menschen nicht nur eine Sache der Gene ist, sondern dass der Mensch ein „animal symbolicum" ist, wie Ernst Cassirer das Wesentliche begrifflich fasste: Lebewesen, die sich vor allem sinngebend in dieser Welt orientieren und mehr als in einem physisch-materiellen in einem symbolischen Universum leben, das von Kultur, Sprache und Bedeutungen durchzogen ist. Es käme dann auch der Verdacht auf, dass menschliche Beziehungen, so wie sie im humanistisch-systemischen Ansatz in vielen Unterbereichen beschrieben und praktisch vermittelt werden, auch in Wirtschaftsunternehmen eine Rolle spielen könnten.

Dafür wären dann freilich ein Biologe und seine Affen nicht mehr zuständig. Da ist die Empfehlung an die Manager „Sie müssen lausen lernen" naheliegender. „Das Lausen verbinde die Einzeltiere". „Ganz wichtig", so ein weiterer Rat im Kurs, sei das „Lausen von oben nach unten" und umgekehrt: „Menschen lausen ihre Vorgesetzten, um Anerkennung und ein höheres Gehalt zu bekommen."

Woher van Veen seine Einsichten bezieht, verkündet er ebenfalls ganz offen: „Ich begann, meine Arbeitskollegen zu beobachten und erkannte nahezu alle Verhaltensmuster wieder, die ich Jahre zuvor an den Affen studiert hatte." Das reicht. Jedenfalls um in wenigen Jahren 6.000 Manager und viele Firmen zu beraten.

Nun ist dieser Artikel nicht etwa eine Glosse der FAZ: Im Internet lässt sich finden, dass viele große Medien in ähnlicher Weise über dieses sprach-, kultur- und sinn-lose Managertraining berichten. Alle ähnlich positiv und kritiklos.

Es muss offenbar attraktiv sein, menschliches Miteinander auf das Lausen bei Affen zu reduzieren. Das kann man beobachten. Keine Überforderung mit Komplexität. Und das Recht des Stärkeren wird nicht infrage gestellt. Dies passt gut zum Trend, wo uns zunehmend erzählt wird, dass für das Verständnis des Menschen die bunten Gehirnbilder aus teuren Apparaten ausreichen und man die Bedeutung der Weltbilder ignorieren könne.

Wenn sich ein solcher Trend durchsetzt, kommen lausige Zeiten auf uns zu.

Philosophische Praxen

Kommentar in Heft 2/2010

Kürzlich wurde in der Presse berichtet, dass es inzwischen in Deutschland rund hundert „Philosophische Praxen" gibt. In den USA sind es noch weit mehr. Tendenz klar steigend.

Wie es in einer „Philosophischen Praxis" zugeht, kann man exemplarisch in dem dtv-Band vom Februar 2010 lesen, der den Titel „Termin mit Kant. Philosophische Lebensberatung" trägt. Untertitel auf dem Cover: „Wie Philosophie zur Lösung von Alltagsproblemen beitragen kann". Auch der Autor, Andreas Mussenbrock, kann wohl als prototypisch für einen „Philosophischen Lebensberater" gesehen werden: Er studierte Philosophie, Indologie, Politikwissenschaften und Publizistik. Und er hat promoviert – über den Philosophen Parmenides. Ein „Herr Doktor" ist er also – wenn auch nicht in Medizin. Aber wer nimmt das schon so genau, wo es doch sowieso neben den Ärzten noch eine andere Berufsgruppe gibt, die Psychologen, von denen sich ja auch manche „Psychotherapeuten" nennen und die ebenfalls behandeln dürfen – so wie der Herr oder die Frau Doktor.

In dem Buch werden vier Fallgeschichten vorgestellt. „Menschen in Lebenskrisen" heißt es dazu. Hier wird jeweils das Leben und die Lehre von insgesamt 18 Philosophen vorgestellt - von Heraklit über Leibniz bis hin zu Heidegger und Lévinas. Doch es geht eben um „Philosophische Praxis": Und daher folgt jeweils nach Werk und Leben auch eine „Diagnose" und eine Darstellung der „Therapie". Bekanntlich sind beide Begriffe nicht geschützt. Auch wenn sie, vielleicht nicht ungewollt, recht große assoziative Nähe zum Psychotherapie-Bereich aufkommen lassen.

In der Tat wird in den Fallgeschichten von Krisen und Symptomen berichtet, von denen man sich gut vorstellen kann, dass diese schon jetzt oder in der weiteren Entwicklung auch eine mit ICD-Ziffer versehene „krankheitswertige Störung" zugeordnet bekommen könnten. Auf dem Rückendeckel werden Unzufriedenheit, Konflikte und Ängste angeführt, unter denen Menschen leiden und weshalb sie sich in eine „Philosophische Praxis" begeben. Damit könnten die „Patienten" dann auch bei einem ärztlichen oder Psychologischen Psychotherapeuten vorsprechen und zu Lasten der gesetzlichen Krankversicherung behandelt werden (vorausgesetzt, die Psychotherapeuten haben sich für das auf deutschem Boden richtige Glaubensbekenntnis entschieden, dass ihnen formell die Approbation in einem Richtlinienverfahren mit Fachkundenachweis bescheinigt).

Allerdings wird gerade eine solche Behandlung in deutscher Richtlinientherapie auf Krankenschein von jenen, die in „Philosophischen Praxen" vorsprechen, ganz offensichtlich nicht gewollt. Und dafür gibt es viele gute Gründe. Der harmloseste ist da noch, dass „Psychotherapie" in manchen Kreisen immer noch ein negativ besetzter Begriff ist – auch wenn kaum noch von „Klapsmühle" und dergleichem gesprochen wird.

Bedeutsamer dürfte wohl sein – gerade für jene, die sich eine solche Behandlung auch leisten können - dass die fortschreitende Durchsichtigkeit des „gläsernen Menschen" sowie die Überwachungs- und Kontrollmanie bei löchrigem Datenschutz und mangelhafter Respektierung der Privatsphäre für die Zukunft einiges befürchten lässt. Wer weiß schon, wo in Hinkunft Daten über „psychische Störungen" landen und ob diese dann nicht die Karriere beeinträchtigen?

Ein weiterer, zunehmend wichtiger, Aspekt ist, dass eine (bei den Kassen registrierte) „psychische Krankheit" bei privater Rentenversicherung erheblich höhere Beiträge kostet oder gar zum Ablehnung einer Rentenversicherung führt. Gleichzeitig aber wächst bei sinkenden Berufsrenten der Druck, sich privat versichern zu sollen. Da ist eine (nicht registrierte) „Lebenskrise", die in einer „Philosophischen Praxis" beraten wird, doch weit günstiger. Zudem kann man sich dann noch völlig frei den Behandler aussuchen. Denn dieser Markt wird nicht von verkrusteten Funktionären und anachronistischem Richtliniendenken reglementiert.

Auch für die Betreiber der „Philosophischen Praxen" ist dieser Weg offensichtlich attraktiv: Man braucht nicht einmal eine Heilpraktiker-Prüfung, weil man ja offiziell nicht heilkundlich tätig wird. Philosophieren ist selbst in der regelwütigen BRD noch nicht von Bundesausschüssen verwaltet. Man spart sich eine recht teure und langjährige Weiterbildung mit Approbation. Man spart sich zudem, ein ganzes Jahr für Gottes Lohn in einer Klinik ein Praktikum zu machen, wo allzu oft nach kurzer Zeit faktisch eine vollamtliche

Stelle ersetzt wird, um so den Gewinn der Betreiber zu erhöhen. Zu viele Verantwortliche im Gesundheitswesen tun zu wenig dafür, dass der Berufsweg des Psychotherapeuten attraktiver und bezahlbarer wird, und dass zumindest die allergrößten Ungereimtheiten und Ungerechtigkeiten gemildert werden.

Angesichts dieser Lage ist es verständlich, dass andere Wege in diesem katastrophalen Bereich des Gesundheitswesens gegangen werden. Natürlich ist davon auszugehen, dass auch in „Philosophischen Praxen" nur allzu oft verdeckt und latent heilkundlich behandelt wird. Und es steht zu befürchten, dass die psychotherapeutisch mangelhaft ausgebildeten und erfahrenen Philosophen schnell überfordert sind oder Prozesse lostreten, die gefährlich bis gesundheitsschädlich sind. Andererseits war es nur eine Frage der Zeit und der Kreativität, bis versucht wird, das versteinerte Bollwerk deutscher Richtlinientherapie nicht länger zu erstürmen, sondern einfach zu umgehen. Es ist so, als würde in einer weiten blühenden Landschaft ein kleines Fort stehen, in dem sich Richtlinienfunktionäre verschanzt haben und ihre Tür der „krankheitswertigen Störungen" mit allen Mitteln gegen mögliche Mitbewohner verteidigen. Da nimmt es nicht Wunder, wenn manche ihnen das kleine Fort einfach überlassen, sich in der weiten Landschaft behaglich einrichten und ihre eigenen Lebensmittel anbauen.

Vielleicht ist dies gar ein Zeichen praktischer philosophischer Weisheit

Nachhilfe für Juristen?

Kommentar in Heft 4/2010

Viele Zeitungen übernahmen die folgende Pressemitteilung der „Deutschen Anwaltshotline" (D-AH): „Wer beim Arzt nur mal vorbeischaut und von dem bestätigt bekommt, gesund zu sein, hat sich damit bereits einer "Behandlung" unterzogen. Diese muss er im Fragebogen einer Versicherung als solche wahrheitsgemäß angeben, zumindest wenn es sich dabei um den Besuch bei einem Psychiater gehandelt hat".

Konkret ging es in dem Fall um einen Versicherungsnehmer einer privaten Krankenkasse, der in den Aufnahmeformularen auf die Frage, ob in den letzten fünf Jahren vor Antragstellung eine psychotherapeutische Behandlung angeraten oder durchgeführt worden sei, mit "Nein" geantwortet hatte.

Später fand die Versicherung heraus (natürlich, als sie nicht mehr nur Beiträge einziehen, sondern Leistungen erbringen sollte), dass der Versicherungsnehmer zwei Jahre vor dem Ausfüllen des Antrags an insgesamt drei Sitzungen bei einem Psychiater teilgenommen hatte. Sie kündigte den Krankenversicherungsvertrag mit der Begründung, dieser sei nichtig, weil der Mann „die Frage nach erfolgten psychotherapeutischen Sitzungen falsch beantwortet" habe.

Das freilich bestritt der Versicherungsnehmer und führte an, dass es sich gar nicht um eine Psychotherapie, sondern es sich lediglich um eine „psychiatrische

Beratung" nach der Trennung von seiner Freundin gehandelt habe. Doch seine Klage gegen die Krankenversicherung wurde sowohl in 1. Instanz vom Landgericht Konstanz als auch die Berufung vor dem OLG Karlsruhe abgewiesen. Denn – so erklärte D-AH Rechtsanwalt A.P. Taubitz, und so stand es auch in allen mir zugänglichen Presseorganen – „der feinsinnigen Unterscheidung zwischen "Behandlung" und "Beratung" wollten jedoch auch die Karlsruher Richter nicht folgen…Die Frage in den Aufnahmeformularen zielte zweifelsfrei auf jede psychotherapeutische Behandlung – ohne Einschränkung, ob einer solchen Behandlung auch tatsächlich eine Erkrankung zugrunde lag".

Eine solche Rechtsprechung sollte in mehrfacher Hinsicht nachdenklich stimmen: Die angeblich „feinsinnige" Unterscheidung zwischen Therapie und Beratung ist nämlich dann höchst bedeutsam, wenn Versicherungen zahlen sollen: Solange keine ICD-Diagnose vorliegt, weigert sich jede Kasse, auch nur einen Cent herauszurücken, weil es sich eben um keine „krankheitswertige Störung" handelt, welche eine Behandlung erfordere.

Und auch beim Ausschluss der Gesprächspsychotherapie im G-BA war es für die Kassenvertreter eines der Mittel, um möglichst viele Wirkungsstudien auszuschließen, dass bezweifelt wurde, dass die durchgeführten Psychotherapien tatsächlich auch Behandlungen solcher krankheitswertigen Störungen waren.

Nun aber soll plötzlich der dreimalige Besuch bei einem Psychiater zu einer „psychotherapeutischen Behandlung" zurechtdefiniert werden. Dabei ist es schon bemerkenswert, dass weder in den Zeitungsartikeln noch in der Verlautbarung des D-AH die dafür relevanten Fragen angesprochen werden. Dies lässt nicht nur vermuten, dass die Rechtsanwälte des D-AH eine entsprechende Sach- und Fachkenntnis vermissen lassen, sondern leider sogar befürchten, dass auch das OLG sich nicht mit den „feinsinnigen" Unterschieden vertraut machen wollte.

Ein Psychiater kann zwar Medikamente verschreiben und mögliche somatische Grundlagen psychischer Krankheiten abklären – aber er darf zunächst einmal, ähnlich wie ein Richter oder Klempner, nicht einfach „Psychotherapie" durchführen. Dazu braucht er die entsprechende fachärztliche Weiterbildung die ihn zur Führung der Zusatzbezeichnung bzw. dem Facharzttitel „Psychotherapie" bzw. "Psychotherapeutische Medizin" berechtigt. Ob also der Psychiater im konkreten Fall überhaupt zur Durchführung einer Psychotherapie berechtigt gewesen wäre, ist also eher zweifelhaft. Somit gilt zwar: „Ein Besuch beim Psychiater ist immer eine Behandlung" – wie manche Zeitungen titelten – aber eben keine psychotherapeutische.

Aber selbst wenn dieser Psychiater aufgrund seiner Weiterbildung und des erworbenen Facharzttitels Psychotherapien durchführen könnte und dürfte, sind drei Sitzungen eben keine Psychotherapie gemäß den Psychotherapierichtlinien, sondern probatorische Sitzungen. Es heißt nämlich in den einschlägigen Kommentaren dazu: „Die probatorischen Sitzungen dienen ausschließlich zur Einleitung einer Psychotherapie, sind selbst keine Psychotherapie im Sinne der Richtlinien."

Und dies gilt selbst dann, wenn der Patient den nicht als Psychiater sondern als ärztlichen Psychotherapeuten tätig werdenden Behandler wegen einer zugrunde liegenden Depression aufgesucht hätte – und nicht nur wegen der Beratung in Schwierigkeiten aufgrund der aktuellen Trennung von seiner Freundin.

Natürlich liegt aufgrund der Berichte nicht genügend Information vor, um mit letzter Sicherheit auszuschließen, dass es sich bei den drei Sitzungen um etwas gehandelt haben könnte, was formal mit „Psychotherapie" bezeichnet werden dürfte – der Versicherungsnehmer also dann tatsächlich eine falsche Angabe gemacht hätte, die der Krankenkasse juristische Grundlage böte, den lästigen Patienten loszuwerden. Es sind aber erheblich Zweifel angebracht. Und es steht nicht nur zu befürchten, dass mit solcher „Information" die Bevölkerung in die Irre geschickt wird, sondern dass tatsächlich das OLG „Psychiater" und „Psychotherapeuten", „Beratung" und „Behandlung" etc. in einen Topf gerührt hat. Und ähnlich wie bei der dreisten Umdefinition von „Gesprächspsychotherapie" durch (auch) die Kassenvertreter im G-BA würde auch hier die eigenmächtige, rechtswidrige Definition von „Psychotherapie" durch ein OLG nicht gestoppt. Wieder zum Schaden der Patienten.

Es wird vielleicht Zeit, den Juristen einmal Nachhilfe in den „feinsinnigen Unterschieden" anzubieten, die nicht nur psychotherapeutisch relevant sind, sondern die unser Rechtssystem eigentlich vorsieht.

Alternativlos?

Kommentar in Heft 1/2011

Seit zwei Jahrzehnten kürt eine Jury aus Sprachkritikern alljährlich das „Unwort des Jahres". Kürzlich wurde die Wahl für 2010 bekannt gegeben: Sie fiel auf das Unwort „Alternativlos". In der Begründung des Sprechers der Jury, Prof. em. Dr. Horst Dieter Schlosser, hieß es dazu: "Das Wort suggeriert sachlich unangemessen, dass es bei einem Entscheidungsprozess von vornherein keine Alternativen und damit auch keine Notwendigkeit der Diskussion und Argumentation gebe. ...Behauptungen dieser Art sind 2010 zu oft aufgestellt worden, sie drohen, die Politikverdrossenheit in der Bevölkerung zu verstärken."

Mit dem Begriff "alternativlos" waren u.a. die Gesundheitsreform, das Bahnprojekt „Stuttgart 21" und andere politische Entscheidungen gerechtfertigt worden, schrieb die Deutsche Presseagentur. In diesem Kontext ist es verständlich, dass „unumkehrbar" auf dem zweiten und „Wutbürger" auf dem dritten Platz landeten.

"Wutbürger" hat es damit sogar zu doppelter Prämierung gebracht: Denn es war vor wenigen Monaten schon von der deutschen Gesellschaft für Sprache (GfdS) zum Wort des Jahres 2010 gewählt worden. "Wutbürger" stehe für die Empörung in der Bevölkerung, "dass politische Entscheidungen über ihren Kopf hinweg getroffen werden". Auch die GfdS verwies als wichtigstes Beispiel dafür auf "Stuttgart 21", das die Sprachexperten auf Platz zwei wählten.

„Alternativlos" und die anderen genannten Begriffe, die unsere politische (Un)-kultur und ihre Sprache gegenwärtig prägen, hängen nun auch eng mit dem Thema dieses Heftes – Kreativität – zusammen. Denn Entscheidungen als „alternativlos" in den Raum zu stellen, spricht den Betroffenen eine ihrer menschlichsten Eigenschaften von vorn herein ab: nämlich angesichts schwieriger und komplexer Situationen neue Denk- und Handlungsräume zu entwickeln, die Argumente des jeweiligen Für und Wider im gemeinsamen Diskurs auszutauschen und so zu intersubjektiven Übereinstimmungen zu kommen. Menschsein bedeutet somit auch, immer wieder kreativ Alternativen hervorzubringen und diese in sozialen Prozessen zu selegieren.

Nicht von ungefähr heißt es in den Bestimmungen der Jury: „Ein Wort qualifiziert sich zum Unwort, wenn es sachlich grob unangemessen ist und möglicherweise sogar die Menschenwürde verletzt". Dieser menschenverachtende Aspekt mag bei „alternativlos" vielleicht nicht auf den ersten Blick deutlich werden – im Gegensatz zu den Unwörtern „ausländerfrei" (1991), „Rentnerschwemme" (1996), „Kollateralschaden" (1999), „Humankapital" (2004) oder „Entlassungsproduktiviät" (2005). Aber Menschen in ihren Potentialen zur Kreativität und zum gemeinsamen Diskurs so massiv zu beschneiden, dass nur eine einzige Möglichkeit diskussionslos von oben herab verkündet wird, hat schon menschenverachtende Züge.

Denn damit wird Wenigen das Recht zu- und vielen das Recht abgesprochen, mitdenken, mitreden und mitentscheiden zu können. Es wird ihnen verweigert, sich mit ihrer Sicht der Dinge, ihren Erfahrungen, ihren Bedürfnissen überhaut in die Entscheidungsprozesse einbringen zu können.

„Alternativlos" kennzeichnet daher die Grundstruktur einer Diktatur oder einer Sekte – und das Gegenteil von Demokratie oder auch von Wissenschaft. Die Verordnung von „Alternativlosigkeit" erzeugt daher genau jene Phänomene, die der amerikanische Psychologe Martin Seligman mit „erlernte Hilflosigkeit" beschrieben hat: Die Erfahrung, dass man keinen Einfluss auf die Ereignisse hat – dass jegliche Kontingenz zwischen eigenem Handeln und dem Ausgang der Ereignisse fehlt. Und wie sogar schon Seligmans Versuchstiere zeigten, hat dies entweder Aggression oder Resignation zur Folge – was sich beim Menschen auf individueller Ebene als Depression, auf sozialer und gesellschaftlicher Ebene aber als „Wutbürger" oder als Politikverdrossenheit und Wahlverweigerung zeigt.

Ungünstigerweise fällt derzeit eine solche Unkultur gesellschaftlicher Entscheidungsträger mit einem Reduktionismus zusammen, der komplexe Geschehnisse und Zusammenhänge auf einfache Wirkfaktoren zu reduzieren sucht: Oft wird dabei ein auf kurzfristigen monetären Nutzen heruntergerechneter Maßstab gewählt. Atomstrom wird als „billig" favorisiert, weil die Entwicklungskosten und vor allem die ungeklärte Entsorgung von der Allgemeinheit getragen werden; Bahn und Post werden in ihren Dienstleistungen für die

Menschen zunehmend auf jene Segmente heruntergefahren, die kurzfristigen Gewinn erbringen; und selbst psychiatrische Landeskliniken werden an Aktienunternehmen verscherbelt und ihre Betreuungsleistung entsprechend ökonomisiert.

Langfristige soziale Verantwortung und Gerechtigkeit, Chancengleichheit, Glaubwürdigkeit und vieles andere, was sich (kurzfristig) nicht „rechnet", spielt nur noch am Rande eine Rolle – ganz zu schweigen von scheinbar antiquierten Werten wir Anstand oder Redlichkeit. In den als „alternativlos" dargestellten Entscheidungen war von solchen Aspekten jedenfalls wenig zu hören.

Kein Wunder, dass in einem solchen geistigen Klima selbst ein „Wissenschaftlicher Beirat Psychotherapie" lieber einstimmige Entscheidungen und alternativlose - auf Abzählbares reduzierte – Methodenkriterien verkündet, anstatt kontroverse Diskurse möglichst vieler Perspektiven und Ansätze zu fördern. Ganz zu schweigen von einem G-BA, dem keine Finte zu unethisch ist, um alle Alternativen zur Einseitigkeit der Richtlinienverfahren in der BRD zu verhindern.

Allerdings sind nicht nur humanistische Psychotherapeuten sondern auch viele andere davon überzeugt, dass sich Kreativität nicht auf Dauer unterdrükken und auf Alternativlosigkeit zurechtstutzen lässt. Dies belegt auch die gesamte Menschheitsgeschichte. Es kann somit zwar dauern, ist aber letztlich nur eine Frage der Zeit, bis viele der derzeit unterdrückten Alternativen sich realisieren.

Hoffnung auf Umdenken?

Kommentar in Heft 2/2011

In diesem Frühjahr sind zwei unerwartete Ereignisse eingetreten, die zu einem erstaunlich großen Umdenken geführt haben: Das eine betrifft die Revolution in der arabischen Welt. Deren weiterer Verlauf und Ausmaß kann zwar noch nicht abgeschätzt werden. Klar ist aber, dass der „regelrechte Sturm, der sich in der arabischen Welt zusammenbraute" dazu führte, dass der „bisherige Status Quo einfach nicht aufrecht zu erhalten" sei, wie US-Außenministerin Hillary Clinton auf der Münchner Sicherheitskonferenz betonte.

Offensichtlich war die Sensibilität gegenüber Unrecht, direkter und struktureller Gewalt so gestiegen, dass die Menschen in einigen arabischen Ländern sich nicht weiter einschüchtern ließen, um für bessere und gerechtere Lebensbedingungen einzutreten. Für eine humanistische Therapierichtung, die „Selbstaktualisierung" als Zentrum ihres theoretischen Ansatzes ansieht, ist es besonders interessant und ermunternd, dass der Versuch misslang, Chaos-Angst zu schüren – etwa indem in Ägypten tausende Kriminelle freigelassen, bezahlte Schlägertrupps eingesetzt und polizeiliche Ordnungskräften zur Plünderung angestiftet wurden. Es zeigte sich, dass die Alternative zur Zwangsordnung in Form diktatorischer Herrschaft keineswegs notwendig die beschworene und gefürchtete Anarchie ist, sondern Selbstorganisation. Und der Westen, der vor Angst vor der Anarchie denn doch lieber diktatorische Strukturen unterstützte – mit Sprechblasen von Demokratie –, sah sich plötzlich in der Situation, sich dringend neu zu orientieren, um nicht alle Glaubwürdigkeit zu verlieren.

Eine zweite virulente Dynamik des Umdenkens wurde durch die Ereignisse im Kernkraftwerk Fukushima ausgelöst. Nachdem noch kurz zuvor ein über viele Jahre ausgehandelter und vom Bundestag beschlossener Atom-Ausstieg über den Haufen geworfen wurde, führte der GAU nun doch plötzlich zur Einsicht, dass Atomkraft nicht so absolut sicher sei, wie von den Lobbyisten behauptet (auch wenn nun schon wieder kräftig auch an dieser Änderung der Änderung des Atomausstiegs gerüttelt wird).

32 Jahre nach dem Fast-GAU in Harrisburg, 25 nach Tschernobyl, und 5 Jahre nach dem Fast-GAU im schwedischen Forsmark – wo es, wie der Konstrukteur kürzlich zugab, nur durch ein bis heute unverstandenes „Wunder" nicht zum GAU kam –, war es nun wohl doch ein Störfall zu viel, um weiter vom „Undenkbaren" zu schwadronieren.

Angesichts dieser Schlagzeilen trächtigen Veränderungen ist ein Umdenken im Bereich psychiatrischer Störungslehre medial eher unbedeutend. Doch immerhin hat es ein längerer Bericht kürzlich (4.5.2011) sogar bis in die FAZ geschafft: Anlässlich einer Tagung am Berliner „Institute for Cultural Inquiry" (ICI) schrieb Thomas Thiel einen für deutsche Medien erstaunlich informierten und kritischen Beitrag über die „Naturalisierung der Geisteskrankheiten". Er kritisierte die Verdinglichung psychischen Leidens und dass wir zunehmend Beschreibungen ausgesetzt sind, „die seelische Krankheiten als ‚schicksalhafte' Naturtatsachen und nicht als interpretierbare und veränderbare Konstrukte erscheinen lassen." Dabei werden dann „Klinische Begriffe für Ursachen und nicht für Konsequenzen gehalten".

Von solchen Einsichten sind die Wahrheitsritter und Kämpfer für eine deutsche Mono-Richtlinien-(Un)kultur noch weit entfernt. Wird doch im Methoden-Papier des „Wissenschaftlichen Beirats Psychotherapie" weiterhin eine Weltsicht als verbindlich vorgeschrieben, nach der Verfahren auf Störungen wirken – also genau jene kritisierte Verdinglichung des komplexen Psychotherapieprozesses.

Doch immerhin war der Auslöser für den so kritischen Beitrag zum Zeitgeist in der FAZ die Rede von Allen Frances auf der ICI-Konferenz. Frances ist der Leiter der Task-Force der APA, welche das gegenwärtige DSM IV entwickelt hat – gilt aber inzwischen als ein scharfer Kritiker von Tendenzen, die sich vor allem in der Entwicklung des DSM V abzeichnen. Die zentralen Kritikpunkte findet man in der Psychiatric Times bereits 2009 (Vol. 26 No. 8) – sie wurden auf der ICI-Konferenz lediglich nochmals prägnant deutlich gemacht: Indem Frances betont, dass die gegenwärtige psychiatrische Diagnostik auf einer rein deskriptiven Eben verhaftet ist, warnt er vor überzogenen Erwartungen hinsichtlich der im DSM V angekündigten quantitativ-dimensionalen Beurteilung von psychischen Störungen, für die es keine wissenschaftlich seriöse Grundlage gebe.

Durch die Aufnahme neuer „unterschwelliger" und „prämorbider" Störungen fürchtet Frances, dass die Grenzen zwischen Gesunden und Kranken nicht nur weiter verwischt würden, sondern ein geradezu epidemieartiges Anwachsen von Menschen mit Störungen zu befürchten sei. Denn Kategorien wie „geringe Depression", „leichte kognitive Störung" oder „präpsychotisches" Verhalten könnte der Welt zigmillionen fälschlich als „psychisch krank" diagnostizierte Menschen bescheren. Der angebliche Nutzen für eine „frühzeitige" Therapie stünde in keinem Verhältnis zum Nachteil zahlreich zu befürchtender Fehldiagnosen. Bereits jetzt, so ergänzt Frances seine Kritik, sei durch leichte Veränderungen von Bezeichnungen im DSM IV ein rasantes Anwachsen von manchen Diagnosen, eine inflationäre Verschreibung von Psychopharmaka und eine unangemessene Medikalisierung festzustellen.

Natürlich sind Frances kritische Beiträge nicht unumstitten – hier sei nochmals auf Psychiatric Times verwiesen. Aber das Problem vor allem in der BRD ist ja nicht ein zu intensives Ringen um unterschiedliche Positionen, sondern vielmehr die Unterdrückung von Pluralität in theoretischen und praktischen Fragen. Wenn daher Frances Thesen zu einem Umdenken führen würden – weg von vermeintlichen Wahrheiten und hin zu fachlich und wissenschaftlich fundierten Diskursen – wäre schon viel gewonnen.

Brennende Probleme

Kommentar in Heft 3/2011

Der Hochsommer, in dem dieser Beitrag geschrieben wird, ist nass und kalt wie selten. Doch politisch ist er brandheiß, denn viele Hiobsbotschaften treffen zusammen: Angestoßen durch die sogenannte „Schuldenkrise" europäischer Länder und letztlich ausgelöst durch die Abstufung der Kreditwürdigkeit der USA erleben die Börsenkurse weltweit dramatische Verluste. In Großbritannien plündern seit Tagen randalierende Jugendliche in London, Liverpool, Biringham und Manchester Geschäfte und brennen ganze Straßenzüge nieder. In Deutschland – auf den ersten Blick weit harmloser – zeigen gerade veröffentlichte Statistiken, dass wir die geringste Geburtenrate aller 27 EU-Staaten aufweisen. Aber dennoch lebt, laut Bertelsmann-Studie über soziale Gerechtigkeit 2011, von diesen wenigen Kindern jedes neunte Kind unterhalb der Armutsgrenze (während z.B. in Dänemark lediglich 2,7 Prozent der Kinder von Armut betroffen sind).

Es ist zu hoffen, dass sich Aktienmärkte und die Lage in Großbritannien längst beruhigt haben, wenn dieses Heft erscheint. Aber die strukturellen Kräfte, die zu diesen Entwicklungen geführt haben und die mit der Kinderarmut und sozialen Ungerechtigkeit in Deutschland verbunden sind, werden wohl nicht verschwunden sein. Allemal Grund, um über diese Zusammenhänge nachzudenken.

Wie schon in der Psychotherapieforschung so gilt erst recht bei umfassenden und langjährigen politischen Prozessen, dass wir uns vor einfachen Ursache-Wirkungs-Erklärungen hüten sollten. Die genannten Entwicklungen sind im Detail durch eine Vielfalt von Einflüssen und Teilprozessen bestimmt.

Dennoch lässt sich nicht leugnen, dass diese negativen Entwicklungen auch dadurch vorangetrieben werden, dass immer mehr Entscheidungen allein an der Elle kurzfristiger ökonomischer Effizienz gemessen werden. Und dass dabei im Fall von Zielkonflikten oft das Wohlergehen der Gesamtheit der jeweils betroffenen Menschen vernachlässigt wird – in einer Firma, einer Branche, einem Staat oder weltweit – zugunsten einer kleinen Minderheit, die sich selbst gern als Elite feiert. Denn es sind ja nicht „die" Griechen, Iren oder Portugiesen, welche mit dem Euro-Rettungsschirm vor der Pleite gerettet werden müssen.

Die ganz überwiegende Mehrheit der Menschen in diesen Ländern besteht aus Handwerkern, Arbeitern, Krankenschwestern, Lehrern usw., welche die Staatsverschuldung weder verursacht haben noch Geld aus diesen Hilfspaketen erhalten. Das Geld bekommen vor allem die maroden Banken, deren Führungsriegen das ihnen anvertraute Geld in unverantwortlicher Weise verzockt haben. Und selbst wenn es gesamtwirtschaftlich richtig sein sollte, dass die Rettung dieser Banken notwendig ist, um noch schlimmeres zu verhüten, so ist es sicherlich nicht gerecht, dass jene Banker, welche durch ihre „Arbeit" die Milliardenverluste hervorgerufen haben, noch mit Millionen an Boni belohnt werden. Und dass die nun eisernen Sparprogramme bei den sozial Schwachen, dem Bildungs- und Gesundheitswesen ansetzen, während die Superreichen oft ungeschoren davon kommen. Bekanntlich konnte die Tea-Party, die sich ebenfalls zu den Eliten der USA zählt, durchsetzen, dass auch dort das US-Sparprogramm zwar die Sozial- und Gesundheitsausgaben drastisch kürzt, aber die Steuern für die Reichen nicht erhöht.

Der soziale Unfrieden, der durch solche Machenschaften der Kapitalwirtschaft geschürt wird, hat nun in Großbritannien dazu geführt, dass in manchen Städten „kriegsähnliche Zustände" herrschen – wie es in den Schlagzeilen der Medien heißt. Dass Jugendliche gerade dort so radikal vorgehen, liegt wohl mit an der noch höheren Jugendarbeitslosigkeit, schlechteren Integration und ghettoartigen Isolierung von Randgruppen im Vergleich zu anderen EU-Ländern. Doch das ist eben nur graduell – und man kann sich eher wundern, wie anderswo die soziale Ungerechtigkeit (noch) ertragen wird.

Um keine Missverständnisse aufkommen zu lassen: Diese Gewaltakte und Brandstiftungen sind nicht zu tolerieren, sondern juristisch wie menschlich zu verurteilen. Dafür werden unsere Rechtssysteme sicher sorgen. Aber: sollten unsere Rechtssysteme nicht auch dafür sorgen, dass allzu extreme soziale Schieflagen korrigiert werden und Menschen ein angemessener Rahmen für ihr Leben zugestanden wird? Müssen sie wirklich zulassen, dass beispielsweise gesunde Firmen nur zu dem Zweck aufgekauft werden, um sie mit Profit zu ruinieren und die darin arbeitenden Menschen auf die Straße zu setzen? Müssen sie zulassen, dass Hedge-Fond-Manager mit Wetten gegen Immobilienkredite, Banken oder Staatshaushalte nicht nur Krisen verschärfen, sondern daran astronomische Summen „verdienen"? Der Best"verdiener" John Paulson, hat es laut Wall Street Journal auf diese Weise 2010 zu rund 5 Mrd. US-$ (!) gebracht (2008 „nur" 4 Mrd.): Da das Geld nicht vom Himmel fällt, hat sich Paulson damit an dem bereichert, was rund 200.000 Menschen mit ihrer Arbeit erwirtschafteten. Ist das nicht auch Brandstiftung – an den Grundfesten sozialen Friedens?

Mit dem Konzept „erlernte Hilflosigkeit" hat Seligman gezeigt, dass das Gefühl, nichts bewirken zu können, zu Apathie oder massiver Aggression führt. Welche Chancen wurden den randalierenden Jugendlichen in England zuvor eröffnet?

Und wie steht es bei uns in der BRD? Wenn in der o.a. Bertelsmann-Studie festgestellt wird: „Die Wahrscheinlichkeit, dass Kinder aus einem sozial schwachen Umfeld durch Bildung befähigt werden, am gesellschaftlichen Wohlstand teilzuhaben, ist in Deutschland geringer als in vielen anderen OECD-Staaten" oder: „Die Ungleichverteilung der Einkommen hat innerhalb der letzten rund zwei Jahrzehnte so stark zugenommen wie in kaum einem anderen Mitgliedsland. Mit Blick auf den Zusammenhalt einer Gesellschaft ist eine solche Polarisierungstendenz bedenklich." So sollte uns das schon nachdenklich stimmen – auch dann, wenn es in London nicht mehr brennt und die Aktienkurse wieder stimmen   .

Zahlen und Zahlungen

Kommentar in Heft 4/2011

Nun sind wir sieben Milliarden. *Statistisch gesehen.* Denn natürlich kann niemand genau nachzählen. Man wüsste ja auch gar nicht, wie man am Tag X (der auf den 31. Oktober 2011 festgelegt wurde) zu jeder Minute die gerade Geborenen gegen die gerade Sterbenden aufrechnen sollte. Und wie das erfasst werden könnte, wenn zeitgleich mit einer Geburt in einer Frankfurter Nobelklinik irgendwo in einem Dorf in Kirgisien oder unter einer Autobahnbrücke in New York ein Kind zur Welt kommt. Oder wenn neben dem klinisch gut überwachten und registrierten Tod auf einer europäischen Intensivstation gerade ein Kind in Afrika, Indien oder Südamerika verhungert, sich jemand auf einer Toilette in Mexico-City zu Tode fixt, anderswo ein Verzweifelter gegen eine Betonwand rast oder in einem der unzähligen Foltergefängnisse vieler Länder ein Mensch gerade von seinen Qualen endgültig erlöst wurde.

Nein, das alles lässt sich nicht genau zählen – selbst das Erzählen fällt schon überaus schwer. Und so ist es doch viel neutraler, wenig emotionaler und fast klinisch steril, sich nur mit dem Überschuss von „Geburten" zu „Todesfällen" zu beschäftigen, eine Verlaufskurve zu zeichnen und einfach auszurechnen, wann der siebenmilliardenste Mensch „geboren" wurde.

Allerdings sind statistische Tabellen im Fernsehen nicht „medial ansprechend". Daher wurden uns eindrucksvolle Bilder von einem Neugeborenen aus Russland, einem aus Indien und einem von den Philippinen gezeigt und von den Medien gefeiert. Und – so hörte man – für eines ist nun sogar schon das Studiengeld garantiert.

Zumindest für die Fernsehbilder gibt es also doch noch Menschen hinter den Zahlen. Wenn auch nicht die oben beschriebenen Umstände präsentiert werden, sondern süße kleine Babies. Wie weit aber werden ansonsten noch Menschen hinter den Zahlen wahrgenommen?

Können sich die Politiker, die gerade allein für Deutschland eine Beteiligung am „Rettungsschirm" von über 200 Milliarden Euro und einen „Hebel" von einer Billion beschlossen haben, noch einzelne Menschen vorstellen? Ich meine nicht in ihrem Privatleben und nicht in den mehr oder minder glänzenden politischen Programmheften. Sondern jene realen Menschen, die beispielsweise Vollzeit arbeiten, und doch von dem Verdienten nicht leben können. Haben die Entscheidungsträger ein Empfinden dafür, wie entwürdigend es ist, in einem der reichsten Länder mit boomender Wirtschaft trotz vollem Arbeitseinsatz eine angemessene Leistungsentschädigung abgesprochen zu bekommen – und auf Almosen angewiesen zu sein (selbst wenn diese staatlich hinreichend sicher fliessen)? Und wie beschämend es ist, seinen Kindern sagen zu müssen, dass sie bei den meisten Dingen des alltäglichen Lebens mit ihren Freunden in der Schule nicht mithalten können?

Werden von Bankenchefs wie Josef Ackermann reale Menschen hinter den Zahlen gesehen, wenn Investoren auf der Suche nach sicheren und profitablen Anlagen in großem Stil Wetten auf Grundnahrungsmittel abschließen?

Zu Recht kritisierte kürzlich Jean Ziegler, Schweizer Mitglied im UN-Menschenrechtsrat, dass Tausende von Spekulanten auftreten, die nie ein Gut abliefern, und keinen Kontakt zur Realwirtschaft haben, aber allein bis März 2011 rund 600 Milliarden US-Dollar in Wetten auf Weizen und Reis investiert haben. Laut Foodwatch-Report stieg der Anteil an rein spekulativ gehaltenen Weizen-Kontrakten an der (wichtigsten) Chicagoer Börse von 30 Prozent in 1999 auf 80 Prozent in 2011. Würden die Investmentbanker auch dann so entscheiden, wenn jede Nacht in ihren Träumen die Scharen elend verhungerter Kinder auftauchen und ihr Bewusstsein auch bei den Banksitzungen nicht loslassen würde?

Was erwartet den siebenmilliardensten Menschen in dieser Welt? Mehr als eine Milliarde hungern – 30 bis 40 Millionen pro Jahr sterben daran. Dabei, darin sind sich die Fachleute einig, könnte unser Planet mindestens die dreifache Menge an Menschen ernähren – es ist somit primär kein Problem der Überbevölkerung sondern eines der Ungleichheit.

Aber es geht nicht nur um die Möglichkeiten zum Überleben oder um einen lebenswürdigen Arbeitslohn. Erst kürzlich hat eine Auswertung der Techniker Krankenkasse (TK) ergeben, dass bei uns immer mehr Kinder Psychopharmaka bekommen. So erhielten 2006 fast 20.000 TK-versicherte Kinder Medikamente gegen Hyperaktivitätsstörung (ADHS) – 2010 waren es bereits rund 29.000. Auch die Behandlungszahlen mit Risperidon, einem Wirkstoff gegen Aggressionen und Verhaltensstörungen, sind nach TK-Aussagen „alarmierend".

Werden da Menschen oder Umsatzzahlen von Pharmakonzernen gesehen? Und gibt es vielleicht einen Zusammenhang, dass laut Gutachten des Wissenschaftlichen Instituts der AOK vom Herbst 2011 hierzulande die Medikamente rund 8 Mrd. Euro teurer waren als dieselben Medikamente in Großbritannien gekostet hätten (2010 stellte das Institut im Vergleich zu Schweden gar 9 Mrd. mehr für deutsche Versicherte fest)?

Und steht dies im Zusammenhang damit, dass die Zahl der psychisch Kranken zwar (wie überall in Europa) drastisch zunimmt, die Zahl der Kassensitze für Psychotherapeuten in der BRD aber um mehr als ein Drittel reduziert werden soll? Es ist klar: wenn die Lobbyisten im Ministerium Jahr für Jahr den Pharmakonzernen zusätzliche Milliarden für überhöhte Preise zuschanzen, muss man zumindest bei den Psychotherapeuten ein paar Millionen einsparen.

Wer zahlt die Zeche, bei der einige Wenige hemmungslos herumprassen? Oder anders gefragt, wie lange noch wird die ganz überwiegende Mehrheit der sieben Milliarden Menschen dies hinreichend friedlich mit ansehen?

Hoffnungen

Kommentar in Heft 1/2012

Wenn Sie diese Zeilen lesen, haben wir – hat Deutschland – einen neuen Bundespräsidenten. Das ist in vielerlei Hinsicht eine gute Nachricht, die hoffen lässt. Haben doch – wenn auch mit etwas Anlaufschwierigkeiten – die unterschiedlichen Parteien es geschafft, ihre kurzatmigen parteipolitischen Interessen einmal nicht in den Vordergrund zu stellen, sondern jenes Ausmaß an übergreifender Gemeinsamkeit herzustellen, das der Sache und dem Amt angemessen ist.

Es geht also doch! Und es ist vielleicht als ein Zeichen zu werten, dass zumindest in besonderen Zeiten und im Hinblick auf bestimmte Fragen konstruktive Lösungen aus jenen Umtrieben der Tagespolitik erwachsen können, welche seit langem die Politikverdrossenheit der Bevölkerung zu einer Bedrohung für unsere Demokratie hat anwachsen lassen.

Ein weiterer hoffnungsvoller Aspekt ist, dass mit der Wahl des Theologen Joachim Gauck ein Mensch als Staatsoberhaupt auserkoren wurde, der weder explizite parteipolitische Standpunkte noch irgendwelche Wirtschaftsinteressen vertritt, sondern als vehementer Verfechter für Demokratie und Freiheit bekannt geworden ist. Wobei es nicht um die Freiheit des Neoliberalismus geht, die vor allem meint, in der ökonomischen Verwertung unseres Planeten - einschließlich der Menschen und seiner anderen Lebewesen – möglichst frei von irgendwelchen Beschränkungen zu sein. Sondern Gauck geht es um eine Freiheit, die etwas mit Zivilcourage, Anstand und Redlichkeit zu tun hat und die immer auch eine Freiheit der Andersdenkenden und damit eine Stützung von Pluralität ist.

Auch wenn mit Gauck weder ein Wundermann noch ein Heiliger antritt, lässt seine Biographie doch hoffen, dass er für eine Stärkung der humanistischen Position öffentlich eintreten wird – eine Position, in welcher der Mensch in seiner Würde und Einmaligkeit wieder mehr Gewicht und Aufmerksamkeit bekommt, ebenso wie die Solidarität zwischen den Menschen. Und auch wenn die konkrete Macht und der unmittelbare Einfluss eines Bundespräsidenten recht begrenzt sind, darf man vielleicht doch hoffen, dass Gauck mit zu einem Klimawandel beitragen könnte.

Freilich wird das – wenn sich diese Hoffnungen erfüllen sollten – für die humanistische Psychotherapie ganz sicher nicht so aussehen, dass kurzfristig das Unrecht der Alleinherrschaft von Richtlinienverfahren überwunden wird, oder dass der Nutzen für die Patienten mehr Gewicht bekommt als die Interessen der Funktionäre. Wir dürfen nicht erwarten, dass Gremien wie der G-BA plötzlich zur Redlichkeit zurückkehren, ihre interessengeleiteten Entscheidungen revidieren, sachgerechte Beurteilungen vornehmen und die Pluralität wirksamer Psychotherapieverfahren auch in Deutschland zulassen werden. Das kurzfristig zu erwarten, wäre völlig unrealistisch.

Was aber nicht völlig unrealistisch zu sein scheint, ist der Anfang eines Wertewandels – bzw. die Rückbesinnung auf Werte, die sich nicht in schneller Münze auszahlen oder auf eine Maximierung der Profite fokussieren. Es geht ja nicht allein um die Person von Gauck und dessen glaubhafte Verkörperung von menschlichen und nicht nur ökonomischen Werten. Es geht vor allem auch um jene Kräfte, welche diese übergreifende Nominierung möglich gemacht haben. Zwar mag dies auch der historischen Sondersituation mit geschuldet sein: Einem allzu großen Verlust an Glaubwürdigkeit des Amtsträgers zuvor, an dem aber nur die Selbstbedienungsmentalität einer Politikerkaste deutlich wurde, die kaum von Zweifeln oder gar Reue heimgesucht wird, solange ihnen juristisch keine Straftat nachgewiesen werden kann. Doch die Empörung in breiteren Kreisen der Bevölkerung über das Auseinanderklaffen von juristischer Rechtsakrobatik und empfundener Gerechtigkeit bzw. Ungerechtigkeit, wird zunehmend unübersehbar und ist selbst in der Politik angekommen.

Wenn, wie in diesen Tagen, eine kleine Gruppe von „Vorfeldmitarbeitern" mit Forderungen von Lohnerhöhungen von bis zu 70% auf das doppelte Gehalt vieler Universitätsprofessoren den Frankfurter Flughafen über Tage beträchtlich lahmlegen, Tausende von Passagieren beeinträchtigen und Millioneneinbußen bei den Fluggesellschaften erzeugen, so kann man ihnen das kaum übel nehmen: Dieses extrem egoistische Verhalten ist eben, wie vieles, juristisch einwandfrei und passt (abgesehen von offensichtlichen Mängel in den Verhandlungen seitens Fraport) in ein Klima, das allzu lange beliebigen Eigennutz auf Kosten der Allgemeinheit als Management-Tugend propagierte und belohnte – sei es bei Bankern, in anderen Wirtschaftsbereichen oder in der Politik.

Doch solche Beispiele machen zunehmend deutlich, dass es mit der Entsolidarisierung der Gesellschaft nicht weitergehen kann, ohne ein allzu explosives Gemisch aus Wut, Verdrossenheit und Hoffnungslosigkeit zu erzeugen.

Die überraschend schnelle und parteiübergreifende Einigung auf Gauck scheint mir daher auch mit an der Einsicht vieler zu liegen, dass das Gespür breiter Bevölkerungskreise für Gerechtigkeit und für ein Gleichgewicht zwischen Privilegien und Pflichten nicht beliebig überstrapaziert werden darf. Und diese Kräfte der Einsicht könnten mit der Person des neuen Bundespräsidenten zu Synergieeffekten führen, welche auch den Anliegen unserer humanistischen Aktivitäten mehr Offenheit und Wertschätzung zollt. Vielleicht wird dann auch in Deutschland irgendwann mehr Pluralität an nützlichen und effektiven Angeboten für die Menschen möglich.

Viele Menschen sehnen sich nach einem Wertewandel, nach größerer Gerechtigkeit und mehr Solidarität. Es ist zu wünschen, dass Joachim Gauck sein Amt als Bundespräsident dazu nutzen kann und wird, Realisierungen dieser Sehnsucht zu unterstützen.

Olympia-Nachlese

Kommentar in Heft 3/2012

Dieses „Nachgedacht" schreibe ich am letzten Tag der Olympischen Spiele. Meine Begeisterung für Sportereignisse hält sich in Grenzen. Aber sich ein wenig von den Medien und der durch sie transportierten breiten Aufmerksamkeit anstecken zu lassen, ist ja auch nicht zu verachten: Wie einige Spiele der Fußball-Europameisterschaft habe ich somit auch einige olympische Wettkämpfe im TV angesehen, wenn es gerade die Zeit erlaubte. Und ich habe ein bisschen mitgefiebert, mich mit den Siegerinnen und Siegern über ihre Leistungen und gar Medaillen gefreut und mich von der oft sehr emotionalen Trauer und Enttäuschung berühren lassen, wenn die Leistung nicht ihren Erwartungen entsprach. So weit, so gut: „Dabei sein ist alles" lautet doch das Motto von Olympia. Und das darf man vielleicht auch ein wenig auf die Zuschauer erweitern – notfalls sogar auf die am Fernsehbildschirm.

Allerdings sehen das wohl nicht alle so. Denn bereits am vorletzten Tag erreichte die Diskussion über die „nicht erfüllten Ziele" der deutschen Olympioniken die Schlagzeilen der Medien. Die betroffenen Fachverbände müssten nun mit Mittelkürzungen durch das Bundesinnenministerium (BMI) rechnen, hieß es. Bekannt wurden auch die sog. „Zielvereinbarungen", die der Deutsche Olympische Sportbund (DOSB) mit seinen Fachverbänden vor vier Jahren ausgeheckt hatte:

86 Medaillen, 28 davon gar aus Gold, sollten die Sportler erbringen. Geschafft hatten sie aber nur gut die Hälfte (goldene sogar noch weniger). Angesichts von 41 deutschen Medaillen in Peking 2008 und 49 in Athen 2004 waren die Vorgaben aber auch reine Luftschlösser. Zwar gab es Olympiaden, wo „Deutschland" über hundert Medaillen gewann (1972, 1976, 1980) - und 1988 wurden gar 142 Medaillen erzielt.

Aber in diesen Jahren gab es erstens zwei deutsche Staaten (was die Anzahl der Athleten erhöhte). Und zweitens wurden jeweils weit mehr als die Hälfte von der DDR gewonnen, deren umfangreiches und systematisches Doping spätestens nach der Wende offenbar wurde. Will man also die exorbitanten Zielvorgaben somit nicht als Hinweis verstehen, dass die Deutschen wieder besser dopen sollten, ist eigentlich fraglich, was die enorme Leistungssteigerung hervorrufen sollte. Zudem spiegelt sich in solchen Vorgaben eine Unverschämtheit gegenüber den Möglichkeiten anderer Nationen.

Doch obwohl die genauen Zielvereinbarungen bis zum vorletzten Tag gegenüber der Öffentlichkeit geheim gehalten wurden, sickerten die dadurch geschürten Erwartungen und Vorstellungen wohl doch über die Funktionäre der Verbände in die Medien. Anders kann man sich kaum erklären, dass die nicht siegreichen Sportlerinnen und Sportler oft mit Häme, Entwertungen und abfälligen Bemerkungen seitens vieler Kommentatoren überschüttet wurden. Selbst die sehr große Zahl an Silbermedaillen war oft kein Anlass zur

Freude in den Medien, sondern wurde als „verpasstes Gold" dargestellt.

Klar ist es ärgerlich für einen Verband, wenn beispielsweise in einer Disziplin wie dem Schwimmen statt der erhofften – und in den Vorgaben fixierten – 12 Medaillen (davon 3 Gold) nur 2 (und keine goldene) gewonnen wurden. Und dass man ein solches Ergebnis für die weitere Arbeit kritisch analysiert, ist ebenfalls sinnvoll und verständlich. Aber es hilft ganz gewiss nicht, die Sportler derart runterzumachen, wie dies teilweise geschehen ist. Man kann sicher keinem Olympioniken vorwerfen, nicht mit aller Kraft sein Bestes gegeben zu haben – selbst dort, wo vorher bereits einmal erbrachte Leistungen nicht punktgenau abgerufen werden konnten. Wie weit der fast unerträgliche Druck und die destruktive Berichterstattung am „Versagen" ihren Anteil hatten, sei ohnedies dahingestellt.

Leider ist die hier zutage getretene hässliche Seite des Sports und seiner massenmedialen Verwertung ja nicht untypisch für den gegenwärtigen Zeitgeist. Der Mensch zählt vor allem als Leistungsträger oder Arbeitskraft. Und wehe, wenn er dort versagt oder unbrauchbar wird. Denn er hat eben nur Funktion in einem Netzwerk, dessen Nutzen zudem sehr ungleich verteilt ist. So lässt sich London Olympia 2012 über 10 Milliarden Euro kosten (rund 100 Millionen ist allein der Etat für Eröffnungs- und Schlusszeremonie). Und den allergeringsten Teil davon bekommen sicher die Sportler selbst. So resümierten z.B. die Deutsche Mittelstands Nachrichten (27.2.2012) im Rückblick auf Athen 2004 „… ein 12 Milliarden Euro Schuldenberg.

Gebracht haben die Spiele dem Land nichts. Kassiert haben die Internationalen Sportverbände und etliche korrupte Funktionäre." Was also bleibt den Sportlern, die sich viele Jahre überaus entbehrungsreich – trotz Sportförderung – auf eine Teilnahme vorbereitet und sich dafür qualifiziert haben? Verdienen sie nicht allemal unsere Achtung und Anteilnahme – selbst dann, wenn sie nicht gesiegt haben?

In meinem eigenen Tennis-Doppel freuen wir uns, trotz Siegeseifer, über gute Ballwechsel auch dann, wenn die anderen den Punkt machen. Mir ist klar, dass dies hoffnungslos dilettantisch ist: Im Profisport geht's ums Siegen. Punkt. Aber muss die Sieger-Ideologie so weit gehen, dass z.B. im Triathlon der Damen, das nach 1500m Schwimmen, 40 km Rad und 10 km Laufen mit identischer Zeit für die beiden Ersten endete, diese nicht beide die Goldmedaille erhalten konnten? War es nötig, durch langwierige Auswertung des Zielfotos doch noch eine zum „Verlierer der Goldmedaille" abzustempeln?

Wundert es uns da eigentlich, dass die gerade im Bundesgesundheitsblatt veröffentlichten ersten Ergebnisse der aktuellen Gesundheitsstudie (www.degs-studie.de) eine erschreckende Zunahme von psychischen Störungen, besonders auch Burn-out, konstatierte? Olympia ist eben inzwischen überall, und Siegen um jeden Preis ist die Maxime.

Mathematisches Glück

Kommentar in Heft 4/2012

Die Sehnsucht vieler Menschen nach einer einfach geordneten Welt scheint sehr groß zu sein: Kürzlich wurde über ein aktuelles Ergebnis psychologischer Forschung nicht nur auf den Internet-Seiten der ARD berichtet, sondern mehrere Sender brachten Podcasts mit Interviews dazu (u.a. hr3, inforadio rbb, SWR2). Auch Spiegel-online, Tagesspiegel, P.M. Magazin oder Bild der Wissenschaft berichteten ausführlich. Es geht um nichts weniger, als um den „perfekten Tag" (SWR2). Allerdings (vorerst) nur den von Frauen – aber immerhin!

Unter der Schlagzeile „Die Dosis macht das Glück" verkündet beispielsweise der Tagesspiegel im fett gedruckten Einstieg: „Seit Jahren ist die Wissenschaft auf der Suche nach der "Glücksformel". Deutsche und US-amerikanische Forscher haben jetzt einen Stundenplan für den „perfekten Tag" aufgestellt." Das Bild der Wissenschaft titelte nur „Was Frauen glücklich macht"

Nun ja, Journalisten schreiben eben nicht immer in der nüchternen Sprache der Wissenschaft, sondern übertreiben gern. Schauen wir doch lieber einmal, wie die Jacobs Universität Bremen auf ihrer Homepage diese Meldung selbst präsentiert:

„Dr. Christian Kroll, Research Fellow an der Jacobs University, hat in Zusammenarbeit mit Dr. Sebastian Pokutta, Wissenschaftler am Georgia Institute of Technology, herausgefunden, welche Aktivitäten Frauen für wie lange über den Tag verteilt ausüben müssten, um einen perfekten Tag zu erleben. Sie analysierten Glück mit Methoden der Optimierungsforschung, die normalerweise zur Anpassung von Produktionszyklen in der Industrie Anwendung finden. Sie haben Daten des Nobelpreisgewinners Daniel Kahneman von über 900 befragten Frauen ausgewertet."

So ein richtiger Nobelpreisträger ist offensichtlich auch für Medien sehr beeindruckend – kaum einer der Artikel und Podcasts ließ es sich nehmen, den Nobelpreis hervorzuheben. Dabei hat weder der Nobelpreis noch Kahneman selbst viel mit der Studie von Kroll und Pokutta zu tun. Außer dass die beiden eine Ergebnistabelle verwendeten, mit der Kahneman 2004 seine Befragung von 909 berufstätigen Frauen in den USA veröffentlichte. Eine solche Befragung hätte aber auch jedes unbedeutende kleine Meinungsforschungsinstitut – aktueller, repräsentativer und ggf. auch für Frauen in der BRD – durchführen können. Aber ob das dann noch so viel Aufmerksamkeit in den Medien verursacht hätte?

Immerhin haben die Forscher nun anhand der alten Tabelle etwas „herausgefunden" – ja, sie sind sogar „zu einem wissenschaftlich abgesicherten Ergebnis gekommen", wie es in einer der Meldungen hieß. Doch über dieses Ergebnis kann der Laie eigentlich nur staunen und der Fachmann sich wundern – wie es im Volksmund heißt. Denn es bezieht sich auf die zeitliche Verteilung jener Aktivitäten, nach denen Kahnemann 2004 gefragt hatte. Dies fasst die Hannoversche

Allgemeine unter der Überschrift „Forscher entdecken Formel für den perfekten Tag" so zusammen:

„Der perfekte Tag ist abwechslungsreich: 106 Minuten für die intime Beziehung, 68 Minuten Sport, 75 Minuten Essen - vor allem der häufige Wechsel macht offenbar glücklich... So gehörten in den perfekten Tag ein Mittagsschlaf von 46 Minuten, 55 Minuten Fernsehen, 78 Minuten der Entspannung und 73 des Gebets oder der Meditation. Soziale Kontakte machten 82 Minuten aus, Telefonieren 57 Minuten und Zeit mit den Kindern 46 Minuten... Aber auch potenziell weniger angenehme Dinge wie Arbeit (36 Minuten), Hausarbeit (47 Minuten) oder das Pendeln zur Arbeit (33 Minuten) wurden von den Frauen in ihrem Tag untergebracht."

Die numerische Präzision dieses quantitativen Unsinns ist offenbar so beeindruckend, dass die Medien dies gern en détail nachplapperten. Vielleicht ließ auch die vermeintliche Zusammenarbeit mit dem Nobelpreisträger das eigene Denkvermögen gänzlich entschlummern. Tatsächlich aber wurden nur und genau jene Aktivitäten „von den Frauen in ihrem Tag untergebracht" nach denen Kahneman gefragt hatte. Kurz: hätte er nach 5 oder 30 Kategorien gefragt, hätten die Frauen eben 5 oder 30 Aktivitäten „unterbringen" müssen.

Und die „Glücksformel" wurde nicht „entdeckt" sondern von Kroll und seinem Forschungspartner aufgestellt – ein feiner Unterschied: Denn sie haben damit auch nichts über den perfekten Tag „herausgefunden", sondern die mathematischen Modellannahmen lieferten Rechenergebnisse. Über deren Sinn muss hier gar nicht diskutiert werden: Andere, mindestens ebenso plausible, Annahmen hätten andere Zahlen geliefert. Na, und ??

Weit problematischer, als fast beliebige Zahlenspielereien als „Entdeckungen" auszugeben, ist der Grundtenor: Dass nämlich unterschiedliche Menschen ganz unterschiedliche Wünsche und Bedürfnisse haben könnten, wird gänzlich ignoriert – und dies wurde auch in keiner Darstellung problematisiert.

Das erinnert fatal an den „perfekten Patienten" psychotherapeutischer RCT-studien. Dieser hat genau eine ICD-Störung, X, für die man „entdeckt" hat, dass sie mit Methode A um 0,3 Effektstärken besser behandelbar ist als mit Methode B. Daher ist „wissenschaftlich abgesichert" (=evidenzbasiert), dass hier A und nicht B anzuwenden ist.

Dumm nur, dass der Therapeut nicht die ICD-Störung X vor sich sitzen hat, sondern Frau Müller, deren Beschwerden in vielleicht noch ein paar weitere ICD-Kategorien fallen. Und leider weiß man nicht einmal in Bezug auf X, ob Frau Müller trotz der statistisch etwas höheren Wahrscheinlichkeit, von A als von B zu profitieren, nicht zu jenen Fällen gehört, wo es anders herum gilt: Denn Frau Müller ist auch kein Mittelwert einer Verteilung sondern eine einzelne Person.

Doch wer mag sich als Forscher schon mit realen Menschen abgeben, wo doch das Glück in der mathematischen Perfektion zu liegen scheint.

Paradigmenwechsel ?

Kommentar in Heft 1/2013

Im Mai 2013 tritt das neue Diagnose-und Statistik-Handbuch für psychische Störungen, DSM-V, in Kraft. Dieses Werk der Amerikanischen Psychiatrischen Vereinigung APA (nicht zu verwechseln mit der psychologischen Schwesterorganisation APA) hat auf den ersten Blick keine so große Relevanz in der BRD. Denn hierzulande gilt das Diagnosesystem ICD (Internationale Klassifikation für Krankheiten) der Weltgesundheitsorganisation WHO.

Nur mit einer ICD-Diagnose leidet hier jemand im kassenrechtlichen Sinn an einer sog. „krankheitswertigen" Störung und darf somit auf Kosten der gesetzlichen Krankenversicherung (GKV) behandelt werden. Das gilt bekanntlich auch für Psychotherapie – mit den ICD-Diagnosen F00 bis F99. Allerdings hat sich bisher das ICD wesentlich am DSM orientiert. Und Fachleute gehen davon aus, dass die Revision des derzeitigen ICD-10 sich auch diesmal stark am DSM ausrichten wird.

Daher ist die weltweite massive Kritik an der Ausrichtung des neuen DSM auch für uns bedeutsam. Anfang 2012 wandten sich einige Fachgesellschaften in einem offenen Brief an die „DSM-V Task Force" um vor den Gefahren und Folgen zu warnen (1). Diesem Aufruf, der inzwischen fast 15.000 mal unterzeichnet wurde, sind inzwischen weltweit 54 Fachverbände und

Gesellschaften beigetreten - vorwiegend Psychologen und Psychiater aus den USA, aber auch aus England, Dänemark oder Indien; deutsche fehlen allerdings.

Doch schon 2009 warnte Allen Francis – Psychiatrie-Professor, Mitarbeiter des DSM-III und Chairman der Gruppe, welche das DSM-IV entwickelt hatte – eindringlich vor dem desaströsen Trend im DSM-V: Dessen „Paradigmawechsel" werde etliche neue „Epidemien" heraufbeschwören, denn zehn-millionenfach würden damit fälschlich normale Menschen zu psychiatrischen Patienten gemacht (2). Warum so viel Aufregung, um die (rund 25 Millionen US-Dollar teure) Revision eines Diagnose-Handbuchs?

Diagnose-Systeme können hilfreich sein: Sie reduzieren die unfassbare Komplexität der Phänomene zu fassbaren Kategorien. Von Bestimmungsbüchern für Tier- und Pflanzenarten über das Periodensystem der chemischen Elemente bis hin zu Kategorien von Bakterien- und Virenstämme oder von bestimmten Karzinomen findet man überall solche orientierenden Zuordnungen.

Allerdings unterscheiden sich die Diagnosegruppen psychischer Störungen doch deutlich von den anderen genannten Beispielen: In Biologie, Chemie oder Medizin und Pharmakologie liegen den Kategorien wissenschaftliche Fakten über deren Einteilung zugrunde. Im Gegensatz dazu beschreiben DSM und ICD lediglich unterschiedliche Symptomkonstellationen – für keine einzige Störung ist eine klare biomedizinische Ursache nachgewiesen, auch wenn es diverse Vermutungen gibt.

Nun müssen auch solche rein beschreibenden Taxo-
nomien nicht von Nachteil sein, wenn sie entsprechend
vorsichtig verwendet werden. Doch schon DSM-IV
und ICD-10 öffneten missbräuchlichem Unfug Tor und
Tür. Beispielsweise setzte geradezu ein Pathologisie-
rungs-Boom ein, als das DSM-IV von 1994 die kind-
liche Aufmerksamkeitsstörung ADHS auswies. Wurden 1993 z.B. in der BRD 34 kg Ritalin verabreicht,
waren es 15 Jahre später (trotz Geburtenrückgang)
1.634 kg – also rund das 50-fache! Schätzungen zufol-
ge nehmen etwa 250.000 Kinder in Deutschland Ritalin – viele Untersuchungen sprechen von bis zu 90%
Fehldiagnosen: Genervte Lehrer vor zu großen Klassen
äußern gern einmal den Verdacht, und Ärzte verordnen
schnell ohne kompetente Diagnosen.

Ähnlich mit dem „Asperger-Autismus", eine
milde Form des Autismus, die im DSM-IV eingeführt
wurde. Frances betont: „ Wir hatten gehofft, dass sich
dadurch die Zahl der Autismus-Diagnosen um ein
Drittel reduzierten würde - sie hat sich aber verzwan-
zigfacht. Und Studien legen nahe, dass etwa die Hälfte
der Diagnosen falsch sind"(2).

Angesichts solcher Beispiele ist es in der Tat bedenklich, wenn nun im DSM-V das Spektrum „psychischer Krankheiten" und die Zahl der Diagnosen exor-
bitant erweitert wird. Dies geschieht (a) durch Einstu-
fungen in "mild", "mittel" oder "schwer" der Symptome – z.B. ein "Attenuated Psychosis Syndrome"
(schwache Psychose) – (b) Aufnahme auffälligen Verhaltens – z.B. „Disruptive Mood Dysregulation Disorder" (impulsive, emotional dysregulierte Kinder) – (c)

die Reduktion der Zahl von Einzelsymptomen sowie deren Dauer, um eine Störung zu diagnostizieren – z.B. sind jetzt schon 2 Wochen tiefer Trauer um einen Verstorbenen als „Störung" diagnostizierbar.

Damit wird dann eine Unzahl von nicht „normgerechten" Verhaltensweisen und Befindlichkeiten zu psychischen Störungen gemacht und nicht mehr als individueller Ausdruck in komplexen multikulturellen Kontexten verstanden.

Befürworter von DSM-V führen ins Feld, dass viele schwere Störungen mit leichten Symptomen beginnen würden und man daher ggf. frühzeitig ressourcenorientiert und stützend therapieren solle. Die Kritiker befürchten aber, dass stattdessen vor allem die Pharmaindustrie sich weitere riesige Absatzmärkte erschließt. Dann man darf sicher sein, dass die Pharmaindustrie Medikamente für die neuen Störungen entwickeln und auf den Markt bringen wird. Aber auch mit entsprechenden Trainingsprogrammen aus dem Hause evidenzbasierter Psychotherapie ist zu rechnen. Damit wird dann gleichzeitig die Ideologie störungsspezifischer Interventionen weiter ausgeweitet und verfestigt - zu Lasten einer ganzheitlichen Sichtweise, wie sie u.a. die humanistische Psychotherapie vertritt.

Es wäre wichtig, sich über die Gefahren dieses Paradigmenwechsels im DSM-V anhand der beiden Quellen zu informieren und die Bedenken in die Diskurse einzubringen.

----

(1) Allen Frances Warnung in Psychiatric Times, 2009
(2) Offener Brief an die DSM-5 Task Force
http://www.ipetitions.com/petition/dsm5/

Neues zur Empathie?

Kommentar in Heft 3/2013

In einer konzertierten Aktion stellten SPIEGEL und Bertelsmann-Verlag das Thema „Spiegelneurone" einer breiten Leserschaft vor. Der SPIEGEL erhob es dabei gar zur Titelgeschichte: „Die Magie des Mitgefühls. Hirnforscher erkunden das Geheimnis der Empathie" (Heft 39/2013). Bertelsmann brachte die deutsche Ausgabe von Christian Keysers „Unser empathisches Gehirn – Warum wir verstehen, was andere fühlen" auf den Markt. Wobei Keysers mit einem ausführlichen Interview zu diesem Buch im SPIEGEL zu Worte kommt.

Dies ist ein guter Anlass, einmal kritisch über die Spiegelneuronen nachzudenken. Da grade auch Humanistische Psychotherapeuten oft von der wichtigen Entdeckung für das Verständnis von Psychotherapie schwärmen – wohl wegen einer vermeintlich „wissenschaftlichen Fundierung" der Empathie.

Das Konzept der Spiegelneuronen geht auf ein Team um Giacomo Rizzolatti und Vittorio Gallese zurück. Sie entdeckten 1992 zufällig an Menschenaffen (Makaken), dass dieselben Neuronen, die beim Greifen einer Erdnuss aktiv sind, auch dann feuern, wenn das Tier diese Handlung bei anderen (oder einem Menschen) nur beobachtet. Die Bezeichnung „Spiegelneurone" soll ausdrücken, dass diese Neuronen quasi das Verhalten des Gegenübers spiegeln.

Sehr bald erbrachte weitere Forschung, dass nicht nur die Bewegung selbst zur Aktivität der Spiegelneurone führt, sondern auch die mit dieser Handlung verbundenen Geräusche – ja, sogar Teilbewegungen, die als „Absicht", zur Nuss zu greifen, gemeint waren. Als es dann noch Hinweise gab, dass ein ganzes Spektrum von Bewegungen „gespiegelt" wird – und vor allem auch jene der Gesichtsmuskeln, die für emotionalen Ausdruck wichtig sind – setzte ein Hype an Interpretationen und Spekulationen ein. Obwohl Spiegelneurone erst vor drei Jahren beim Menschen – und auch hier nur für Bewegung – nachgewiesen wurden, unterstellte man, nun „das Geheimnis der Empathie" entdeckt zu haben (so nicht nur der SPIEGEL-Titel).

Niemand bestreitet den Basisbefund, dass bestimmte Neuronen feuern, wenn Affen oder Menschen eine Bewegung anderer beobachten. Und dass dies auch dieselben Neuronen tun, die diese Bewegung hervorrufen würden, ist ein wichtiges Ergebnis. Allerdings ist dies keineswegs überraschend, wenn man die Welt nicht nur aus Sicht und Kenntnis neurophysiologischer Laborexperimente betrachtet. Bereits 1874 formulierte der englische Arzt W.B. Carpenter als „Ideomotorisches Gesetz", dass bereits die Vorstellung einer Bewegung in der entsprechenden Muskulatur eine minimale Bewegung auslöst. Dieser sog. Carpenter-Effekt hat auch heute noch z.B. für klinische Hypnose eine wichtige Bedeutung. Sehr bald wurde der Carpenter-Effekt von Vorstellungen auf Wahrnehmungen erweitert. Hellpach weist 1951 in seiner Sozialpsychologie darauf hin, dass „die wahrgenommene Bewegung den

Antrieb zur Ausführung der gleichen Bewegung, und zwar ohne Beteiligung des bewussten Wollens... erregt". Im „Lehrbuch der experimentellen Psychologie" von Meili & Rohracher 1963 findet sich ein ganzer Abschnitt zur „Motorischen Denktheorie" mit Befunden der 20er und 30er Jahre. Mit den damals bereits vorhandenen elektrophysiologischen Möglichkeiten wurden „Potentialveränderungen in den bei der wirklich ausgeführten Bewegung beteiligten Muskeln festgestellt".

Da Muskeln nicht durch paranormale Einflüsse bewegt werden, war zu erwarten, dass man die neuronalen Korrelate der Ideomotorik irgendwann im ZNS würde nachweisen können. Das gleiche gilt für die Bewegung von emotionaler Mimik: Seit langem weiß man, dass Säuglinge schon im Alter von nur wenigen Wochen Bewegungen und Gesichtsausdruck „spiegeln" können. Fähigkeiten, die sich rasch umfangreicher entwickeln. Dass dafür ein Gehirn notwendig ist, ist trivial. Fragt sich also bestenfalls, wie spezifisch tatsächlich einzelne Neuronen ausgemacht werden können.

Und hier muss man sagen, dass mit zunehmender Entdeckung vermeintlicher neuronaler „Spiegelungen" von umfassenderen Gefühlszuständen, Handlungen, Absichten, etc. auch die „Spiegelneuronen" in Wirklichkeit immer größere Netzwerke umfassen. Aber selbst dann, wenn es jeweils ein einziges Neuron wäre, das gemessen werden würde: Jede neuronale Erregung, die irgendein Neuron jenseits des visuellen Cortex erreicht, hat sich bereits viele Millionen Mal verzweigt und wurde wieder rückgekoppelt. Ein vom restlichen Gehirn isoliertes „Spiegelneuron" ist ebenso artifiziell und realitätsfremd, wie ein von seiner sozialen Umwelt isolierter menschlicher Organismus.

Dass sich aber das Gehirn als neuronales System in einem Organismus im Laufe der Evolution so entwickelt hat, dass es eben diesen sozialen Austausch – ohne den das Neugeborene gar nicht überleben könnte – optimiert, wundert höchstens jemanden, der diese Grundposition Humanistischer Psychologie seit einem Jahrhundert übersehen hat.

Um zu sehen, wie nützlich das Wissen um „Spiegelneuronen" für die Therapie ist, sei das SPIEGEL-Interview empfohlen: Schon der Buchtitel „Unser empathisches Gehirn" dokumentiert jene Kategorienvermengung, die leider inzwischen bei Hirnforschern fast üblich ist - wo dann die „Amygdala denkt", oder wo Keysers mit Blick auf den Scanner meint: „Dabei leuchtete im Gehirn ... das Mitgefühl...auf." Spätestens aber, wenn Keysers in Bezug auf sein „geliebtes" Notebook ausführt „Es schmerzt mich einfach, wenn ich höre, wie etwas ...daran schabt. Die Empathie erstreckt sich auch auf unbelebte Objekte", wird deutlich, dass wir diese Art der Empathie besser den Hirnforschern überlassen: Objekten – oder schlimmer – Klienten Gefühle zu unterstellen, die sie nicht haben, ist keine Empathie sondern projektive Identifizierung. Diese ist therapeutisch kontraindiziert. Aber sie ist wohl nicht untypisch für die Spiegelneuronen-Debatte und ihre teilweise maß- bis sinnlosen Ansprüche.

Therapeutische Apartheid

Kommentar in Heft 4/2013

Eines der aus meiner Sicht bedeutenderen Jubiläen in 2013 war die Rede von Martin Luther King, die er vor 50 Jahren (am 28.8.1963) in Washington hielt. Rund 250.000 Menschen, die sich am Fuß des Lincoln Memorials versammelt hatten, rief er sein historisch gewordenes „I have a Dream" zu. Eine Sprachwendung, mit der er wiederholt viele Passagen seiner Rede einleitete.

In Kings „Traum" ging es u.a. darum, dass Amerika einmal das "Versprechen der Demokratie verwirklichen" werde, und dass seine vier Kinder "in einer Nation leben würden, in der man sie nicht nach der Farbe ihrer Haut, sondern nach dem Wesen ihres Charakters beurteilt." King forderte u.a. Bürgerrechte, Gleichheit vor dem Gesetz, Job-Programme und bessere Löhne.

Ähnlich wie Ghandi rief King zwar stets zur Gewaltlosigkeit auf. Das bewahrte ihn freilich nicht davor, vom FBI-Chef J. Edgar Hoover in einem Memorandum als „der gefährlichste und effektivste schwarze Führer" gebrandmarkt zu werden. Er und viele befreundete Bürgerrechtler wurden überwacht und ihre Telefone angezapft (eine Praxis, die uns 2013 erneut beschäftigt).

Auch wenn King 1968 von einem weißen Rassisten ermordet wurde, 2013 die Chancen für Farbige und Weiße immer noch keineswegs gleich sind, und erst kürzlich (Juli 2013) ein Mitglied der selbsternannten „Bürgerwehr", das einen unbewaffneten schwarzen Jugendlichen erschoss, freigesprochen wurde (was erneut Unruhen und Rassismus-Debatten auslöste): Kings Rede von 1963 hat die USA verändert. Bereits 1964 wurde unter L. B. Johnson ein weitreichendes Bürgerrechtsgesetz verabschiedet, das die Apartheid in den Südstaaten zumindest offiziell beendete und das Wahlrecht für alle Bevölkerungsgruppen einführte.

Selbst in Südafrika ist ja bekanntlich die Apartheid längst überwunden, obwohl diese erst 1948 gesetzlich eingeführt worden war – frei assoziativ könnte man hinzufügen: 50 Jahre vor dem deutschen Psychotherapeutengesetz.

Wie weit solche Assoziation rein willkürlich ist, mag den Lesern überlassen bleiben. Immerhin aber wird „Apartheid" vor allem durch die autoritäre, selbsterklärte Vorherrschaft einer bestimmten Bevölkerungsgruppe über alle anderen gekennzeichnet. In Südafrika wurden z.B. die Schwarzen von der selbstbestimmten politischen Teilhabe und hohen Positionen in der Wirtschaft ausgeschlossen. Es lohnt sich, z.B. in Wikipedia den Beitrag über Apartheid zu lesen – über ihre Entstehung, ihre Auswirkungen, aber auch deren Unterstützung durch deutsche Konzerne und Politiker sowie deren „wissenschaftlich begründete" positive Haltung zur Apartheid.

Da fällt es mir schwer, Assoziationen zu unterdrücken, dass in dem durch Richtlinien-Verfahren geordneten Gesundheitsbereich in Deutschland zwei Ansätze die Vorherrschaft über alle anderen selbst erklärt haben. Und da sie die Entscheidungsgremien monopolisieren, diese Vorherrschaft auch aufrechterhalten. Andere Ansätze, deren Teilhabe an der psychotherapeutischen ambulanten Versorgung vor 1998 ebenso erheblich wie wirksam und nützlich war, wurden ausgeschlossen. Und auch dies wurde und wird – entgegen den Ergebnissen international anerkannter Studien und Metastudien – „wissenschaftlich begründet."

Da wir nirgends sonst auf der Welt ein so abgeschottetes Richtlinienverfahren-System finden, mit dem alle anderen Ansätze in deutscher Perfektion ausgeschlossen werden, kann man schon auf den Gedanken kommen, von einer psychotherapeutischen Apartheid in der BRD zu sprechen. Nicht bestimmte Rassen, aber bestimmte Ideologien beanspruchen hier die alleinige Macht und das Wahrheitsmonopol.

50 Jahre nach Martin Luther Kings Rede mag es erlaubt sein davon zu träumen, dass endlich auch in der BRD gleiche Bewertungschancen für alle Therapieansätze geschaffen werden. Analog zu Kings Forderung sollten Wirksamkeit, Nutzen und Passung für die Anwendung eines Ansatzes entscheidend sein - und nicht, wie gut er in die abgeschotteten begrifflichen Richtlinien-Schubladen passt, welche die deutsche katasteramtliche Akribie auszeichnet.

In Heft 4/2013 von *Persönlichkeitsstörungen: Theorie und Therapie* (Schattauer) hat Jochen Eckert unter dem Titel „Machtmissbrauch in den Psychotherapiewissenschaften" nochmals resümierend aufgezeigt, „welche Mittel und Wege eingesetzt werden, diesen

Monopolisierungsprozess voranzutreiben". Er zeigt an Beispielen, wie über manipulative Studiendesigns, Vorurteilspflege, Verhinderung von Forschung etc. die vermeintliche Überlegenheit eines Richtlinienverfahrens „wissenschaftlich belegt" wird. Wie wohl auch die Rassenapartheid für etliche Weiße in Südafrika ein Gräuel war, darf man annehmen, dass es auch seriöse Vertreter der Richtlinienverfahren gibt, die an solch unredlichen Vorgehensweisen keinen Gefallen finden. Tatsache aber ist, dass der Ausschluss humanistischer und systemischer Ansätze in der BRD seit 15 Jahren andauert und die therapeutische Apartheid sowie deren „wissenschaftliche" Verbrämung von der schweigenden Mehrheit toleriert wird.

Ich träume davon, dass auch in Deutschland die vier Grundorientierungen – psychodynamisch, behaviroal, systemisch und humanistisch – auf Augenhöhe wissenschaftliche wie praxisorientierte Fachdiskurse führen und gemeinsam zum Fortschritt der Psychotherapie beitragen dürfen.

Ich träume davon, dass die gute Idee der Evidenzbasierung (EbM) so, wie sie von deren Begründern gemeint ist, umgesetzt wird und alles verfügbare Wissen genutzt und in den Dienst der Behandlung gestellt werden darf. Und dass nicht stattdessen EbM zu etwas pervertiert wird, was einen Deckmantel zur weiteren Ausgrenzung abgibt.

Ich träume davon, dass therapeutischer so wie rassistischer Apartheid ihre pseudowissenschaftliche Rechtfertigung endlich entzogen wird.

Stress nur eingebildet?

Kommentar in Heft 1/2014

Gazetten-Psychologie hat bisweilen ihren Unterhaltungswert. Wer könnte von sich sagen, er habe noch nie im Wartezimmer, beim Frisör oder im Urlaub bei einem der üblichen "psychologischen Tests" innegehalten, die in den bunt schillernden Blättern einen Blick in das geheime Innenleben versprechen? Dies dient fraglos der Unterhaltung. Und wer solche „Psychologie" ernst nimmt, wird, gottlob, in unserer Kultur wenig ernst genommen.

Etwas problematischer ist da schon das Genre "psychologische Erkenntnisse", welches in Tageszeitungen, anspruchsvolleren Zeitschriften oder gar spezifischen Journals (wie z.B. *"psychologie heute"*) vermeintliche Befunde aus der Welt wissenschaftlicher Psychologie für das Alltagsverständnis aufbereiten will. Denn meist wird dabei nicht vermittelt, dass selbst diese „Ergebnisse der Wissenschaft" stets von bestimmten Perspektiven, Vorannahmen und Methodologien abhängig sind. Die dargestellten „Befunde" sind somit keineswegs allgemein gültig. Sondern sie haben nur in einem Kontext Aussagekraft, der in der Regel für diese Medien viel zu kompliziert darzustellen wäre. Und das faktengläubige Publikum will solche Relativierungen auch gar nicht wissen.

Da es sich bei solchen Befunden aber meist um Spektakuläres handelt, was den Absonderlichkeiten des Lebens entspricht, die in früheren Zeiten auf dem Jahrmarkt zur Schau gestellt wurden, kann man davon ausgehen, dass sie nach dem Bestaunen wieder in die Irrelevanz des Alltags zurückfallen. Daher richten solche Nachrichten in der Regel keinen dauerhaften Schaden an. Dennoch gibt es Grenzen, jenseits derer dann grober Unfug mit schädlichen Folgen beginnt. In diese Kategorie gehört leider eine Meldung, die jüngst durch etliche Medien geisterte. Unter der Überschrift "Psychologe: Stress im Job oft eingebildet" äußerte sich der "Münsteraner Wissenschaftler Alfred Gebert" zur Stress-Lage der Nation. In einem vergleichsweise groß aufgemachten Interview der "*Neuen Osnabrücker Zeitung*" kritisierte Gebert die Forderung des Präsidenten der Bundespsychotherapeutenkammer, Rainer Richter, nach einem Aktionsplan zur Verminderung der hohen Zahl an Frühverrentung aufgrund psychischer Erkrankungen. Die Zahl der Fälle sei in nur zehn Jahren um 50 % auf 75.000 gestiegen.

Die damit verbundenen Nachricht: "Einmal mehr schlugen ... Deutschlands Psychotherapeuten Alarm" hält Gebert freilich für unangemessen. "Der meiste Stress am Arbeitsplatz ist eingebildet", ließ er sich zitieren. "die Belastung ist hausgemacht." Wie die Mitarbeiter mit Druck umgehen, dafür seien sie selbst verantwortlich. "Der Stress entsteht in seinem Kopf... Entscheidend sind die eigenen Gedanken, und das gilt auch für Stress am Arbeitsplatz", sagte er.

Offensichtlich sind es solche Sprüche auf Stammtisch-Niveau, die einen Professor (ehemals – und an einer FH für Öffentliche Verwaltung) zum gefragten

126

Medienexperten und Managementberater machen. Wem Gebert aus akademischen Zusammenhängen so unbekannt sein sollte wie mir, muss nur ins Internet schauen: wohl kaum jemand ist mit seinen vermeintlich psychologischen Fachaussagen in einem so breiten Spektrum der Medien derart präsent. In mehreren Dutzend Beiträgen präsentiert er allein schon seine selbst gebastelte Charakter- und Persönlichkeitstypologie, mit Autofahrertypen, Duschtypen, Eisschlecker-Typen, Handtaschentypen, Schuhtypen, Schreibtischtypen, usw. So etwas mag man noch mit einem Augenzwinkern hinnehmen.

Unerträglich freilich wird es, wenn Gebert sich nun zum Fachmann in Psychopathologie und Psychotherapie aufspielt: "Die Masse an Leuten, die jetzt psychisch krank sind, müsste man mehr antreiben. Als Kind hat man Eltern, die das übernehmen… Erwachsenen fehlen strenge Eltern. Sie bräuchten – umgangssprachlich ausgedrückt - einen Tritt", vermeldete er. Da findet man an vielen dörflichen Stammtischen sicherlich mehr Fachkunde.

Doch eigentlich geht es weniger um einen medial zu sehr gebauchpinselten Schwätzer, der nicht nur die Grenzen seriösen Wissenschaftsjournalismus, sondern auch die schadloser Volksbelustigung längst überschritten hat. Es geht vielmehr um das Phänomen, dass solche als „Psychologie" verbrämte, zusammengezimmerte Sozialkunde eilfertig von zahlreichen Zeitungen nachgedruckt wurde – von Bild, über Welt bis hin zum Handelsblatt. Nichts scheint primitiv genug zu sein, als dass die Medien sich nicht darauf stürzen würden. Und sie nehmen dabei billigende in Kauf, dass solch Geschreibsel Stimmung gegen vermeintliche Sozialschmarotzer macht und ein geistiges Klima weiter gegen jene schürt, die in einer auf Effektivität und Profitmaximierung stromlinienförmig ausgerichteten Gesellschaft nicht reibungslos funktionieren.

Psychisch Kranke werden da nicht mehr nur als „Kollateralschäden" globalisierten Wirtschaftswachstums und gnadenloser Konkurrenz in Kauf genommen. Sie werden durch solche Medienverlautbarungen auch noch verächtlich und selbst dafür verantwortlich gemacht, dass sie ihren Beitrag zur Vermehrung des immer größeren Reichtums einer immer kleineren Gruppe nicht mehr leisten können.

Wer Stress allein als „hausgemacht" ansieht und hinter psychischer Erkrankung überwiegend den fehlenden „Tritt" vermutet, dem sind wohl Bereiche unserer gegenwärtigen Lebens- und Arbeitswelt entgangen. Der verleugnet, wie im Alltag immer mehr unbezahlte Überstunden, verschleppte Krankheiten oder Hektik und Zeitdruck hingenommen werden, um den Arbeitsplatz nicht zu verlieren. Oder wie das Arbeitspensum entlassener Kollegen nun einfach im Rest-Team mit übernommen wird – zum Zwecke der „Effizienzsteigerung".

Es ist ein Missbrauch der Psychologie, diese Zusammenhänge für die Entstehung von Stress und psychischen Problemen zu verschleiern.

Individualität und Statistik

Kommentar in Heft 2/2014

Kürzlich hatte ich Gelegenheit, einem Vortrag von Gottfried Schatz zu lauschen. Schatz ist emeritierter Biochemie-Professor der Universität Basel und war führend an der Aufklärung der Bildung von Mitochondrien und deren DNS beteiligt. Bei der mitochondrialen DNS geht es – das mag in diesem Kontext genügen – um spezifische, für die Weitergabe und Veränderungen von Genen bedeutsame Molekülketten. Erkenntnisse, die unser Verständnis von „Vererbung" in den letzten Jahrzehnten entscheidend beeinflusst haben.

In dem Vortrag mit dem Titel „Warum wir nicht Sklaven unserer Gene sind" , ging es u.a. um die für Therapeuten interessanten Aspekte der Epigenetik: „Klassische" genetische Mutationen beruhen auf einer zufälligen Veränderung in der Reihenfolge der Bausteine der berühmten „Doppelhelix", die ja Träger der Gene und damit der Erbinformation ist. Solche Mutationen sind recht selten und zudem meist so schädlich, dass die entstehende neue Zelle gar nicht überleben kann. Nur ganz wenige Mutationen erwiesen sich als „erfolgreich" was allerdings im Laufe von Jahrmillionen zur Vielfalt der Lebensformen führte, wenn diese genetische Mutation in einer Keimzelle stattfand. Denn diese wurde und wird an die Nachkommen weitergegeben.

Bei der Epigenese hingegen wird nicht die Reihenfolge der Bausteine sondern deren chemischer Charakter (in Form winziger Molekülketten) verändert. Dies kann sowohl zufällig als auch in Reaktion auf Umwelteinflüsse geschehen. Die DNS wird quasi „markiert", indem bestimmte Proteine dafür sorgen, dass die Gene an dieser Stelle in ihrer Aktivität gehemmt oder ganz ausgeschaltet werden. Und solche Markierungen werden ggf. genauso an Nachkommen wie bei der klassischen Mutation weitergegeben. Genetische Programme können somit durch die Umwelt und unsere Lebensweise in ihrer Auswirkung auf unsere Lebensprozesse – einschließlich z.B. Denk- und Verhaltensprozesse - verändert werden. Diese Erkenntnis ist sicherlich bedeutsam für Verständnis über gelingende und weniger gelingende Entwicklungsprozesse, über vererbte Vulnerabilität aber auch hinsichtlich therapeutischer Veränderungsmöglichkeiten (und –grenzen!).

Mindestens ebenso bedeutsam aber ist ein anderer, wenngleich damit zusammenhängender, Aspekt: Dass nämlich selbst schon eine biochemische Sicht die Einmaligkeit jedes einzelnen Menschen belegt. Aufgrund der skizzierten Zufallsschwankungen in den chemischen Prozessen wichtiger Steuermoleküle sind selbst eineiige Zwillinge nicht gleich und werden sich zudem im Lauf des Lebens zunehmend unähnlicher. Man kann, erläuterte Schatz, kleine Würmer so aufzüchten, dass sie genetisch völlig identisch sind. Doch auch in demselben Inkubator, also unter denselben Bedingungen der Aufzucht, entwickeln sich diese Würmer recht unterschiedlich – z.B. hinsichtlich ihrer Lebensdauer, Anfälligkeit für Gifte usw.

Dies ist keineswegs trivial. Denn die Vielfalt der Prozesse in Zellen – und gar in ganzen Organismen – gleicht üblicherweise Schwankungen aus: So hängt bei der Entwicklung der Netzhaut die Frage, ob ein bestimmtes Zäpfchen rot- oder grün-empfindlich wird, rein von Zufall ab. Wegen der großen Zahl allerdings ist deren Verteilung ziemlich genau 50:50. Wenn nun aber bestimmte Steuermoleküle nur sehr selten pro Zelle vorkommen, so ist deren chemische Reaktion nicht mehr mit den klassischen Gesetzen der Chemie adäquat zu beschreiben - die ja immer massenstatistische sind.

Schatz erläuterte dies an einer Fliegenpopulation in einem Behälter, in den ein Gas eingeleitet wird, das mit einer Wahrscheinlichkeit von 50% die Fliegen tötet. Sind viele Millionen Fliegen im Behälter, kann man recht sicher davon ausgehen, dass bei diesem Vorgehen 50% getötet werden. Sind allerdings nur zwei oder drei Fliegen darin, so kann man gar keine Vorhersagen machen.

Ach, würden diese Grundkenntnisse der Statistik doch bis zu den Psychotherapie-„Bewertern" durchdringen, welche die der Aussagekraft von RCT-Studien und von „Evidenzbasierung" (EbM) für die Praxis so missdeuten. Denn selbst unter der idealisierten und extremen Annahme, dass sauber statistisch nachgewiesen wäre, „Depressive" würden durch Methode A zu 70% geheilt und mit Methode B nur zu 50%: Was genau sagt mir das für den Patienten, der gerade vor mit sitzt? Gehört er zu jenen 30%, die weder mit A noch mit B geheilt werden? Gehört er zu jenen 50%, die sowohl mit A als auch mit B geheilt werden? Oder gehört er zu jenen 20%, bei denen A oder B einen Unterschied machen würde (immer eine homogene „Depressiven"-Population vorausgesetzt)?

Es war nie die Idee von EbM, für den Einzelfall sichere Aussagen ableiten zu können, sondern gut fundierte Entscheidungshilfen zu haben. Und wenn man sonst nichts weiter weiß, würde man tatsächlich A empfehlen. Aber es wäre fatal, B zu verbieten. Denn „gar nichts weiter wissen" ist eher untypisch, und es kann daher viele gute Grüne geben, dass im vorliegenden konkreten Einzelfall B wirkt und A nicht.

Es sind eben nicht nur genetisch identische Würmer keineswegs gleich, sondern auch kaum alle „Depressiven". Würde man Gleichheit unterstellten, wäre es unsinnig, in RCT-studien jedes Mal eine Kontrollgruppe zu fordern. So wie kein Physiker auf die Idee käme, bei der Prüfung der Verminderung der Fallgeschwindigkeit in unterschiedlichen Medien jedes Mal eine Kontrollgruppe "freier Fall in luftleeren Röhren" zu untersuchen: Das Ergebnis ist nämlich bekannt. Ergo würde es auch ausreichen, statt inzwischen hunderter Kontrollgruppen unter „nicht-Behandlung", ein einziges Mal Daten an einer Kontrollgruppe sauber zu erheben. Dass man das nicht tut, zeigt, dass offensichtlich die Individualität auch der zahlreichen „Depressiven" nicht zu leugnen ist. Doch auf wen beziehen sich dann die Ergebnisse der RCT-Studien?

Metaanalytischer Quark

Kommentar in Heft 3/2014

Koch-Shows im Fernsehen sind große Mode. Angesichts der Fülle dort eingesetzter Zutaten lässt sich fragen, wie weit diese wirklich alle notwendig sind.

Doch so sinnvoll diese Frage auch sein mag: Was soll man von einem Forschungsdesign halten, das den Einfluss unterschiedlicher Zutaten wie Salz, Pfeffer, Quark etc. auf das Ergebnis – eine schmackhafte Mahlzeit – wie folgt untersuchen wollte: Man stellt einige hundert Speisen mit genauen gemessenen (aber variablen) Mengen an Zutaten her und lässt diese dann von größeren Gruppen (randomisierter) Esser auf einer Skala beurteilen.

„Schwachsinn!" wird der Leser (hoffentlich) sagen. Wobei der Einwand nicht darauf abzielt, dass man keine Daten mit einem solchem Design erheben könnte. Sondern es geht darum, dass sich die Frage so nicht beantworten lässt. Denn jeder weiß, dass die Zutaten je nach Speise unterschiedlich variabel gehandhabt werden können: Beim Schokopudding darf es mal mehr mal weniger Milch sein, beim Pfeffersteak hingegen sollte sich die Milchmenge (wenn überhaupt) sehr in Grenzen halten – das gleiche gilt, umgekehrt, für den Einsatz von Pfeffer. Auch das Zusammenwirken der Zutaten ist keineswegs verallgemeinerbar: Pfeffersteak mit anschließendem Schokopudding kann ggf. sehr schmackhaft sein, während beides, auf einem Teller verrührt, wohl nur wenige gut finden. Und, bei denselben Zutatenmengen, würde die Menü-Folge: Milch mit Pfeffer, dann Steak mit Schokopulver und als Nachtisch Salz, kaum besser bewertet werden.

Kurz: der Einfluss der Zutaten, ihre Wechselwirkung, Reihenfolge etc. sind bei unterschiedlichen Gerichten bereits so komplex, dass eine Frage: „zu wieviel Prozent (oder mit welcher Effektstärke) trägt Quark zu einer guten Mahlzeit bei?" viel zu allgemein gestellt wäre. Sie müsste zumindest für unterschiedliche Speisen, aber auch für spezifische Umsetzungen der Zutaten (z.B. Reihenfolge) differenziert werden.

Nun sagen aber Computerprogramme per se nichts über Sinn oder Unsinn ihrer Verwendung aus. Gäbe es daher Daten nach dem o.a. Design, so könnte man diese in eines der üblichen Programme für Metanalysen füttern – und daraus ließe sich die „Effektstärke von Quark" errechnen.

Billige Polemik über fiktiven Missbrauch von Meta-Analysen? Dazu sehe man sich die von John C. Norcross herausgegebene Publikation „Evidence-Based Therapy Relationships" an (etwas erweitert auch Heft 1/2011 von *Psychotherapy):*

In 13 Beiträgen werden jeweils Metanalysen zu „Elementen" bzw. „Faktoren" der therapeutischen Beziehung durchgeführt. Solche „Elemente" sind u.a. therapeutische Allianz, Zielübereinstimmung, positive Wertschätzung, Kongruenz, Empathie usw. Wohlgemerkt: Jedem einzelnen „Element" ist eine Metaanalysen gewidmet. Dies führt dann u.a. zu Aussagen, dass Empathie (57 Studien, 3599 Klienten) „nachweislich", aber positive Wertschätzung (18 Studien) nur „wahrscheinlich" effektiv wirkt. Bei Kongruenz (16 Studien 863 Klienten) gäbe es aber noch keine hinreichende Evidenz für Wirksamkeit. Beachtliche Bewertungsunterschiede, angesichts recht ähnlicher, artefaktanfälliger Effektstärken: für Empathie .31, für positive Wertschätzung .27 und für Kongruenz .24. (mittlere Korrelation zwischen „Element" und „Behandlungserfolg").

Fragt sich, ob z.B. in allen 57 Studien mit Daten zur „Empathie" überhaupt hinreichend das gleiche darunter verstanden wurde. Oder wie weit dies für „Behandlungserfolg" gilt. Und hatte nicht Rogers, auf den diese Konzepte zurückgehen, einst betont, dass es sich um drei untrennbare, wechselwirkende Aspekte einer Haltung handelt?

Freilich ist die exzessive Zerlegung therapeutischer Prozesse in metanalytisch isolierbare „Elemente" keineswegs neu: In zahlreichen Publikationen geistert eine Abbildung mit Tortenstücken herum, wonach 30 % der Verbesserung in Therapien auf die therapeutische Beziehung zurückgehen soll (40% auf externe Einflüsse, 15% auf Erwartungseffekte und nur 15% auf die Technik). Diese Zahlen sind für Rogerianer natürlich erfreulich. Sie sind dennoch numerischer Quark.

Was würden wir z. B. mit einer Aussage anfangen: „Im Mittel sind die Gewässer in Deutschland 162,7 cm tief."? Zu Recht würden wir doch fragen: Welche Gewässer? Sind es die großen Flüsse, wie Rhein, Elbe, etc., oder auch die kleinen, wie Hase, Düte usw.? Und wo wird gemessen: näher an der Quelle oder an der Mündung? Wie steht es mit Seen und Teichen, etc. ?

Genauso klar ist, dass die Wirk-Anteile im Therapieprozess nicht konstant und unabhängig sind und z.B. von der Art der Störung oder dem jeweiligen Ansatz abhängen: Sie sind (hoffentlich) im humanistischen Ansatz eher höher als in der VT (wo, andersherum, die dort zentralen Techniken wohl über 15 % des Erfolgs ausmachen). Jede quantitative Aussage hängt somit von der spezifischen Mischung an Studien mit unterschiedlichen Gegebenheiten ab. Für eine spezifische Mischung mag die „30%"-Aussage richtig sein – doch für einen Mix ist auch die „mittlere Gewässertiefe" 162,7 cm. Doch was sagt ein bestimmter Mix über „die Gewässer" oder eben „die Therapiewirksamkeit" aus?

Dieser alte Unsinn ist in Norcross Sammlung nun nochmals potenziert. Dass dabei renommierte Forscher wie Wampold, Elliott, Greenberg oder Lambert mitgewirkt haben, macht die Sache keineswegs besser - eher noch bedenklicher. Schon vor 40 Jahren habe ich in einem Methodenbuch glossiert, dass manche Wissenschaftler an der Tür zum Rechenraum mit dem Mantel scheinbar auch ihren inhaltlichen Sachverstand ablegen. Seitdem ist wohl nur die Computerhard- und -software wesentlich intelligenter geworden.

Kompetenz gesucht

Kommentar in Heft 4/2014

Die Nachricht, die das Institut für Qualität und Wirtschaftlichkeit im Gesundheitswesen (IQWiG) im Spätherbst 2014 veröffentlichte, liest sich ganz unschuldig-sachlich:

„Mit Beschluss vom 21. August 2014 beauftragte der Gemeinsame Bundesausschuss (G-BA) das IQWiG mit der Nutzenbewertung des psychotherapeutischen Verfahrens Systemische Therapie bei Erwachsenen. Die Ergebnisse der Auftragsbearbeitung sollen gemäß der Auftragskonkretisierung des G-BA „eine Grundlage für die Bewertung des G-BA bilden, ob das Verfahren für eine ausreichende, zweckmäßige und wirtschaftliche Versorgung der Versicherten insbesondere unter Berücksichtigung des gegenwärtigen Standes der medizinischen Erkenntnisse erforderlich ist".

(www.iqwig.de/download/N14-02_Vergabebekannt)machung_Methodiker.pdf

Dies ist vom IQWiG als „Hintergrund" dafür zu verstehen, dass es die „Vergabe eines Auftrags an externe Sachverständige" ausschreibt, welche die Bewertungsgrundlage für den G-BA erstellen (bzw. wesentlich vorbereiten) können. Der Auftrag „richtet sich an Einzelpersonen oder Arbeitsgruppen" von „Methodikern" und „Klinikern". Diese sollen als „Methodiker" i.W. über folgende Qualifikationen verfügen: „Nachweis eines Hochschulabschlusses der Psychologie, Me-

dizin oder im Bereich der Gesundheitswissenschaften"
und „Idealerweise Nachweis einschlägiger Erfahrung
im Bereich der Psychotherapieforschung sowie in der
Erstellung systematischer Übersichtsarbeiten durch in
Fachzeitschriften veröffentlichte wissenschaftliche Artikel." Kliniker sollten nachweisen: „abgeschlossene
Ausbildung im Bereich der Systemischen Psychotherapie und … einschlägige Erfahrung…." sowie „Fähigkeit zu eigenständigem wissenschaftlichen Arbeiten…".

Laut Auftrag des G-BA soll das IQWiG diesen
Bericht im III. Quartal 2017 vorlegen.

„Nun ja", könnte man sagen „es geht endlich weiter, mit dem sozialrechtlichen Annerkennungs-Proce-
dere beim G-BA". Und man kann vielleicht sogar er-
freut feststellen, dass mit der Auslagerung wichtiger
Entscheidungsvorbereitungen ans IQWiG vielleicht
etwas mehr Sachverstand und weniger lobbyistische
Willkür zu erhoffen ist als 2008 – bei der G-BA
Beurteilung dessen, was er zum Zwecke der Ablehnung als angebliche „Gesprächstherapie" selbst erfun-
den hatte.

Wenn man allerdings etwas nach-denkt, lässt sich
das Ganze leider auch anders lesen: So ist die Auslagerung ans IQWiG ein Erfolg für jene Kräfte, welche
ohnehin vor allem Verschleppung des Verfahrens und
Verhinderung von Konkurrenz bzw. von Alternativen
für Patienten im Sinn haben: Erst im III. Quartal 2017
soll die IQWiG- Stellungnahme vorliegen. Ganz sicher
wird also vor 2018/19 im G-BA keine Entscheidung
gefällt. Und das bedeutet eine Verhinderung systemi-

scher Therapie in Deutschlands Praxen um mindestens weitere 4 -5 Jahre.

Damit man grob den Kontext einschätzen kann, was diese terminliche Vorgabe des G-BA bedeutet, schaue man sich zum Vergleich „Die Nutzenbewertung von Arzneimitteln" des G-BA an: Da heißt es: „Der G-BA bewertet innerhalb von drei Monaten nach Marktzulassung eines neuen Arzneimittels, ob ein gegebenenfalls behaupteter Zusatznutzen gegenüber der zweckmäßigen Vergleichstherapie anerkannt wird. ... Der G-BA kann mit der Nutzenbewertung das Institut für Qualität und Wirtschaftlichkeit im Gesundheitswesen (IQWiG) oder Dritte beauftragen".
www.g-ba.de/institution/themenschwerpunkte/arznei-mittel/nutzenbewertung35a

Ach – sowas geht *innerhalb von drei Monaten*? Warum braucht man für ein Therapieverfahren dann – nach über 4-jähriger Verschleppung des Arbeitsbeginns seit der WBP-Anerkennung 2008 – mindestens weitere 6 Jahre (2013 – 18)?? Klar, das eine ist nicht identisch mit dem anderen. Aber ist ein Psychotherapieverfahren, das seit Jahrzehnten in großem Umfang bei Patienten in Kliniken „zugelassen" und eingesetzt wird (bis 1999 auch in Praxen), nicht mindestens gleichzusetzen mit einer Marktzulassung von Pharmaka? Und hat der WBP in seiner jahrelangen Prüfung der Studien nicht ohnehin die „Marktzulassung" festgestellt? Warum also hier der über 20-fache Zeitaufwand?

Diese Frage führt zu einem wohl noch nach-denkenswerteren Aspekt: Inhaltlich ist, wie betont, die

Auslagerung ans IQWiG unter den gegebenen Um-
ständen zwar zu begrüßen, weil dies vielleicht die
interessengeleitete Willkür der Konkurrenz-Verhinderung im G-BA etwas eindämmt. Aber man muss das
einmal unter Strukturgesichtspunkten unseres Gesundheitswesens betrachten: Da leistet sich ein System einen WBP, der aus führenden Fachleuten zur Bewertung von Psychotherapiestudien bestehen sollte. Dieser
erarbeitet sogar 2008 mit dem G-BA ein gemeinsames
Methodenpapier zur Bewertung von Studien. Er prüft
ferner über Jahre akribisch, aufwändig in bis in jedes
Detail die Wirksamkeitsstudien der Systemischen Therapie. Und nach endlich ausgesprochener „wissenschaftlicher Anerkennung" prüft der G-BA nun die
restlichen Aspekte nicht – wie bei Medikamenten –
„innerhalb von drei Monaten", sondern setzt völlig neu
bei „Adam und Eva" an.

Auf die Frage, wer wohl in Deutschland kompetent
Studien bewerten könnte, fällt dem G-BA nur das
IQWiC ein, das diese Arbeit ausschreibt – an Leute,
die einen „Hochschulabschluss" haben müssen und
„idealerweise" (!) „einschlägige Erfahrung im Bereich
der Psychotherapieforschung" haben. Ist die schallende
Kompetenz-Ohrfeige für den WBP gewollt?

Deutlicher kann die Farce der „Zulassung" angeblich „neuer" – in Wirklichkeit seit Jahrzehnten bewähr-
ter – Psychotherapieverfahren und der administrative
deutsche Popanz zur Konkurrenz-Verhinderung in
Form einer Doppelhürde von WBP und G-BA wohl
kaum in Erscheinung treten.

Therapie für den Forscher-Selbstwert

Kommentar in Heft 1/2015

Kürzlich wurde eine Studie veröffentlicht, in der eine 7-Tage Intensivform mit einer standardmäßig wöchentlichen Kognitiven Verhaltenstherapie (KVT) und „Emotion-Focused Supportive Therapy" für PTSD (angelsächsisches Kürzel für posttraumatische Belastungsstörung) verglichen wurde. (Ehlers A. et al. 2014: A Randomized Controlled Trial of 7-Day Intensive and Standard Weekly Cognitive Therapy for PTSD and Emotion-Focused Supportive Therapy. Am J Psychiatry 171,3, 294-304) Selbstverständlich hat diese Studie, wie heute für vermeintlich „hochwertige" erforderlich, ein randomisiertes kontrolliertes Design (RCT-Studie).

Im Wesentlichen ergab sich, dass sich die beiden Formen der KVT untereinander kaum unterschieden, diese aber der Emotions-Fokussierten Therapie hoch überlegen waren. Soweit die erfreuliche Botschaft des verhaltenstherapeutischen Autorenteams für sein Publikum – und wohl auch für die Öffentlichkeit.

Zweifellos hat die Frage nach der Wirksamkeit eines Ansatzes prinzipiell ihre Berechtigung. Allerdings ist das, was als „Ansatz" bezeichnet wird, in der Komplexität therapeutischer Alltagsrealität von zahlreichen Einflüssen abhängig. Diese stehen zudem in dynamischer Interaktion, so dass man ihre Variabilität durch die Künstlichkeit konstanter Laborbedingungen ersetzen muss. Aussagen zur Wirksamkeit gelten dann nur für diese Bedingungen – was Praktiker zu Recht wenig beeindruckt.

Andererseits gibt es zahllose Fragen im Bereich der Psychotherapie, die auch Praktiker interessant fänden und die es wert wären, erforscht zu werden. Etwa: Welche Aspekte sind über die Störungskategorien mittels ICD und die Therapiemethode hinaus für die Gestaltung und die Dynamik von Therapieprozessen besonders relevant?

Gemeint sind Aspekte die z.B., im Sinne von „Passung", in der Persönlichkeit des Patienten, der des Therapeuten sowie der bisherigen Interaktion zwischen beiden begründet sind. Aber auch Fragen nach einem differentiellen Umgang mit stabilisierenden versus destabilisierenden Beschreibungen von Gefühlen, von Beziehungen oder von Erklärungsprinzipien etc. wären interessant - und mit welchen Metaphern diese jeweils ausgedrückt werden.

Wohl jeder Therapeut kann hier leicht viele Fragen ergänzen, welche ihn brennend für die Gestaltung seiner Arbeit interessieren würden. Allerdings lohnt es sich kaum, solche relevanten Fragen zur Wirkweise zu erforschen: Nur die o.a. RCT-Studien zur Wirksamkeit werden wichtig genommen – in Deutschland sind sie bekanntlich sogar entscheidend dafür, ob ein Therapieverfahren in Praxen ausgeübt werden darf.

Und was nicht ausgeübt wird, wird auch nicht mehr an Universitäten gelehrt, wo ja inzwischen die Bachelor- und Master-Studiengänge fachschulengleich nur noch maßgeschneidert für Praxis lehren und prüfen.

Somit braucht man für solche Denk- und Forschungstraditionen auch keine Stellen mehr und muss keine Forschungsressourcen teilen. Jedenfalls lautet so der Begründungsstrang für den geistigen Kahlschlag im Namen vermeintlicher Evidenz und Wissenschaftlichkeit.

Wichtig ist es also, in der RCT-Arena im Überlebenskampf gegen die Konkurrenz zu punkten. Daher ist es besonders ärgerlich, wenn dieser Überlebenskampf mit unredlichen Mitteln ausgetragen wird. Was die eingangs zitierte Studie betrifft, so zählt „Emotion-Focused Therapy" (EFT) von Greenberg, Elliott, Watson u.a. seit vielen Jahren zu den am häufigsten untersuchten Ansätzen der Humanistischen Psychotherapie. Zahlreiche RCT-Designs zeigten hohe Effektstärken der EFT auch gegenüber KVT. Daher ist der gewählte Titel der o.a. Studie von Ehlert et al. für alle jene besonders interessant, die zum Zwecke der Metaanalysen und/oder als Argument im Konkurrenzkampf auf RCT-Ergebnisse fokussieren: Die erbrachte Überlegenheit von KVT gegenüber „Emotion-Focused Therapy" erscheint schon beachtenswert.

Doch wenn man genauer hinsieht zeigt sich, dass die „Emotion-Focused Supportive Therapy" gar keine EFT ist. Sondern hier wurde etwas „designed", um eine glaubwürdige („credible") Kontrollgruppe mit „nichtspezifischen therapeutischen Faktoren" zur KVT zu haben. Eine Attrappe bzw. ein Dummy also. Und obwohl die Studie in London und Oxford durchgeführt wurde – in Great Britain also, wo EFT international ganz besonders stark vertreten ist –, taucht im Literaturverzeichnis kein einziger EFT-Autor und kein Hinweis auf diesen Ansatz Humanistischer Psychotherapie auf. Nun, genaugenommen steht im Titel ja auch das Wörtchen „Supportive" und nicht nur EFT.

Aber ist es wirklich zufällig, wenn man nicht von „Kontrollbedingungen" oder ähnlichem spricht, sondern eine Bezeichnung wählt, die weitgehend identisch mit einem konkurrierenden Ansatz ist? Womit – falls nicht intendiert – zumindest fahrlässig eine Verwechslung in Kauf genommen wird, welche dann in Metaanalysen oder in Argumentationszusammenhängen, wo nicht jeder die Zeit aufwendet, so detailliert und genau hinzusehen, EFT in Misskredit bringt.

Es ist ja nicht das erste Mal, dass unter Begriffen wie „Rogerian supportive Therapy" ein therapeutischer Pipifax – der möglicherweise sogar den Patienten schadet – als „Kontrollbedingung" zum Beweis der eigenen Überlegenheit kreiert wird und damit die Ansätze Humanistischer Psychotherapie diskreditiert. (z.B. Cottraux J, et al 2009: Cognitive therapy versus Rogerian supportive therapy in borderline personality disorder. *Psychother Psychosom*; 78: 307–316) Wäre neben sauberen RCT-Bedingungen nicht erstmal ein sauberer Umgang mit Therapieformen wesentlich?

Bräuchte es nicht dringend Humanistischer Psychotherapie um den Selbstwert solcher Forscher zu heben, die so wenig an den Erfolg der KVT glauben, dass sie sich nicht einem wissenschaftlich redlichen und fairen Miteinander der Ansätze stellen mögen, sondern befürchten, nur durch unredliche Arrangements ihrem Ansatz nützen zu können?

Die hundertfünfzigste Kerze

Kommentar in Heft 2/2015

Wenn ich die letzten Wochen innerlich Revue passieren lasse, so kommt mir im Hinblick darauf, was ich besonders bemerkenswert fand, immer wieder die 150. Kerze in den Sinn. Diese befand sich, irgendwo, ununterscheidbar, zwischen 149 weiteren Kerzen auf dem ökumenischen Gedenkgottesdienst im Kölner Dom, welcher anlässlich des Flugzeugabsturzes der Germanwings Maschine in den französischen Alpen stattfand. Jede Kerze stand dort für einen Menschen, der sein Leben bei dieser furchtbaren Katastrophe verloren hatte.

Bemerkens- und nachdenkenswert ist für mich die Tatsache, dass es trotz der ungeheuren Vielfalt an Medienberichten weder dort noch von den rund 1.400 Trauergästen Protest gegen diese 150. Kerze gab. Immerhin stand diese Kerze doch für einen Mörder, der mit Absicht – das war schon damals klar – als Co-Pilot der Maschine nicht nur sich, sondern auch die anderen 149 Passagiere und Crewmitglieder in den Tod geflogen hatte. Man kann daher mit Fug und Recht von einem Massenmörder sprechen, der den anderen 149 Menschen und deren Angehörigen unsagbares Leid zugefügt hatte. Je deutlicher in den Tagen zuvor wurde, dass der Absturz gezielt herbeigeführt worden war, desto mehr waren in den öffentlichen Kommentaren hierzu neben der Trauer über die Opfer auch Unverständnis, Wut und Hass gegenüber dem Mörder zu lesen und zu hören. Und man kann sich leicht vorstellen, dass es den Angehörigen der Opfer mindestens genau so ging.

Entsprechend wurden noch im Vorfeld zur Trauerfeier von Angehörigen Vorbehalte gegen diese 150. Kerze geäußert: Eine Kerze auch für den Täter – nochmals: ein Massenmörder – zwischen all denen für seine Opfer? Kann so etwas, vorsichtig formuliert, angemessen sein?

Doch wie bei wirklich großen, stimmigen Gesten und Zeichen, vermochte die mit der 150. Kerze vermittelte Botschaft des Kölner Kardinals Rainer Maria Woelki offenbar so wesentliche Aspekte unseres Daseins zu berühren, dass die kritische Diskussion zur Frage der Angemessenheit verstummte. Mit dem Tode sind alle Menschen, ob zuvor Opfer oder Täter, so gleich in ihren wesentlichen Aspekten, dem Mensch-Sein, wie sie es auch am Anfang waren, als sie als unschuldige, liebenswerte Babys zur Welt kamen. Die biographischen Gewordenheiten dazwischen eröffnen uns einen Blick in die Abgründe unserer Welt. Doch die Schuld des jungen Co-Piloten mag noch so unermesslich sein: Es steht uns nicht mehr zu, diese auszumessen und damit über die „Angemessenheit" zu diskutieren. Auch wenn bei einem Überleben des Co-piloten diesem ohne jede Frage der Prozess gemacht worden wäre, Fragen über dessen Schuldfähigkeit und deren Ausmaß debattiert worden wären und er sich seiner Verantwortung hätte stellen müssen: Mit dem Tode liegen alle diese Fragen und möglichen Antworten nicht mehr in unserer Hand und im Rahmen unserer Gerichtsbarkeit - allerdings ebenso wenig jedwede Form von Ent-Schuldigung für dieses Verbrechen. Vielmehr, so formulierte es Kardinal Woelki, müsse man das letztendliche Urteil über den Co-Piloten Gott überlassen. Und, wie Bundespräsident Gauck hervorhob, mit dem Co-Piloten ist nicht nur der Massenmörder, sondern, wesentlicher, auch ein Mensch gestorben. Jemand, der ebenfalls andere Menschen hinterlässt, die ihn geliebt haben und die nun um ihn trauern.

Und was ist mit dem Unverständnis, der Wut und dem Hass? Sie können – ja sie müssen – sein; als evolutionär erworbene Reaktionen auf das unfassbar Chaos, auf die Frustration über zerstörte Lebensentwürfe, Verlust von Geliebten, erzwungene Verlassenheit. Doch das eine lässt sich eben nicht gegen das andere ausspielen.

Und auch die hilflosen Versuche, der Fassungs- und Sprachlosigkeit angesichts dieser Katastrophe dennoch irgendwie Fassung und Sprache zu geben, in dem über die richtige Kategorie für die psychische Erkrankung des Co-Piloten spekuliert und diskutiert wurde - „Depression" „erweiterter Suizid" etc. -, sind bestenfalls Selbstberuhigungen: Keine Diagnose einer psychischen Krankheit erlaubt es (derzeit), irgendein Handeln und Erleben im Detail zu erklären oder gar vorherzusagen. Vielmehr sind Diagnosen selbst Erklärungsprinzipien, um bestimmte Symptome zusammenzufassen und gegenüber anderen abzugrenzen. In der Kategorie „Depression" kommen allerdings die Symptome des Co-Piloten gar nicht vor: Denn „wer depressiv ist, will andern kein Leid antun", wie z.B. Martin Rufer im *systemagazin* klarstellte. Wenn schon eine Kategorie, dann zumindest „Psychopathie", um nicht die vielen depressiven Menschen unter Generalverdacht zu stellen.

Der erhobenen Forderung, dass sich Fluggesellschaften nicht nur primär um körperliche Fitness, sondern auch um psychische Erkrankungen besser, aufmerksamer und regelmäßiger kümmern sollten, ist zuzustimmen. Doch kann man diese berechtigte Forderung nicht gegen die Erkenntnis ausspielen, dass wir unsere zunehmend komplex technisierte Welt nicht absolut sicher machen können. Zumal die Wahrscheinlichkeit eines solchen Falles bei über 30 Millionen Flügen pro Jahr extrem weit unter allen Irrtumswahrscheinlichkeiten psychologischer Testdiagnostik liegt. Die Lösung, allein die Kontrollmechanismen zu perfektionieren, hat immer auch eine Schattenseite.

So müssen wir mit der Kernbotschaft (auch) humanistischer Psychologie leben: Die 150. Kerze stand für einen Menschen – egal was er getan hat. Und egal, was immer wir tun: Solche Katastrophen lassen sich trotz aller Kontrolle nicht verhindern

Depression als Gehirnentzündung?

Kommentar in Heft 3/2015

Als Psychotherapeut und Wissenschaftler sollte man sich über neuere Ergebnisse und aktuelle Diskurse der Neurowissenschaften informieren. Immerhin ist unser zentrales Nervensystem - und hier besonders das Großhirn – eine bedeutsame Basis für psychische Prozesse. Freilich nicht immer die wichtigste und schon gar nicht die einzige: Zunehmend erkennen wir, dass wichtige genetisch und biographisch erworbene Strukturierungsprinzipien, die unser alltägliches Handelns und die psychischen Prozesse bestimmen, auch jenseits des Gehirns im Körper repräsentiert sind – z.B. im Hormonsystem oder auch in den muskulären Strukturen.

Darüber hinaus findet das scheinbar „individuelle" Geschehen im Hier und Jetzt ohnedies als adaptive Passung zu interpersonellen und größeren sozialen Mustern sowie zu kulturellen Prozessdynamiken statt. Das alles setzt aber unser Anfangsstatement nicht außer Kraft, sondern relativiert nur die übergroße Bedeutung, welche den neurowissenschaftlichen Aspekten oft zugemessen wird.

Als Quintessenz dieser Einsicht habe ich mich irgendwann für den Newsletter von „NeuroNation" eingetragen und bekomme seitdem einige Male pro Monat per mail Informationen (kostenfrei) zugeschickt. Im Wesentlichen geht es um Berichte aus Wissenschaft und Forschung im weiten Bereich der Gedächtnisleistungen und deren praktische Umsetzung in Form von Übungen und Trainings. Die Internet-Plattform (www.neuronation.de) wurde vom Bundesministerium für Gesundheit und der AOK ausgezeichnet; mit der FU-Berlin und der TU-Dortmund bestehen Kooperationen. Positiv ist auch zu vermerken, dass keineswegs nur dem neurobiologischen Reduktionismus das Wort geredet wird, sondern Kritisches zur Willensfreiheitsdebatte oder Warnungen vor der Überinterpretationen von Befunden des MRT zu finden sind.

Doch ist in diesen Zeiten wohl kein Publikationsorgan vor den Anfechtungen gefeit, die Welt zu einseitig durch die somatische Brille zu betrachten. So wurde im Spätsommer 2015 von NeuroNations ein Text mit dem Titel „Woran erkenne ich Depressionen?" verschickt. Es ging darum, dass „neuste Forschungen zeigen", dass Depression „möglicherweise auf eine Entzündung des Gehirns zurückzuführen" sei – wobei als Maß für die „Entzündung des Gehirns" der Anteil aktivierter Mikroglia im Gehirn dient. Mikroglia-Zellen sind Zellen im ZNS, die auf Entzündungsprozesse reagieren und somit wesentlich für die Immunabwehr dort sind. Nun zeigte eine kanadische Studie an 20 depressiven und 20 nicht-depressiven Untersuchungsteilnehmern, dass die Depressiven im PET (Positronen Emissions-Tomografen) höhere Entzündungswerte als die Gesunden aufwiesen. Außerdem stiegen die Entzündungswerte mit dem Schweregrad der Depression.

Da nun, wie der Artikel betont, „die Effektivität von heutigen Antidepressiva gering (ist)", bestünde die Hoffnung, „dass aufbauend auf dieser Forschung" zum entzündeten Gehirn „wirksamere Antidepressiva entwickelt werden können". Denn „der Betrachtungsweise folgend könnte Depression eine außer Kontrolle geratene Abwehrreaktion des Gehirns sein".

Das ist nun doch wohl eine recht abenteuerliche Betrachtungsweise von Depression – auch wenn sie sich in die unzähligen Versuche einreiht, psychische Krankheiten ganz oder vorwiegend auf somatische Ursachen zurückzuführen. Das Problematische daran ist, dass natürlich der somatische Aspekt auch in einem hoch komplexen, multikausal-vernetzen Prozess durchaus seine Berechtigung hat: Das Psychische wabert ja nicht einfach durchs Universum, sondern es gibt stets auch Korrelate zu somatischen Teilprozessen. Somit könnte das, was wir mit „Depression" bezeichnen, durchaus auch mit Veränderungen der Mikroglia einhergehen: Dass es zwischen Prozessen des Immunsystems, dem erlebten Stress, und psychischen Erkrankungen Zusammenhänge gibt, ist keineswegs neu, sondern wird seit Jahrzehnten diskutiert und erforscht. Aber schon bei so vergleichsweise einfachen Phänomenen wie Grippe oder Fußpilz ist die Frage wenig sinnvoll, ob diese aufgrund eines geschwächten Immunsystems entstehen oder ob der Zusammenhang eher umgekehrt zu sehen ist: Beides steht in einer komplex-dynamischen Wechselwirkung, an der vor allem noch sehr viel mehr Aspekte -z.B. Einflüsse der Umwelt - beteiligt sind.

Selbst aus rein somatischer Sicht lässt sich einwenden, dass vermehrt aktivierte Mikrogliazellen – also eine Entzündung im Gehirn – ebenso bei schizophrenen

Patienten wie auch bei multipler Sklerose und weiteren Krankheiten beobachtet wird. Wieso daher die Befunde nun Differentielles zum Verständnis von Depression beitragen oder gar neue Medikamente ermöglichen sollen, bleibt unerklärt. Zum anderen vertreten andere Somatiker - wie z.B. Florian Holsboer, langjähriger Direktor des Max-Planck-Instituts in München – aufgrund ihrer Forschungen die Sicht, dass es mindestens zehn unterschiedliche Formen und damit somatische „Ursachen" für „Depression" gebe. Wen also meinen wir, wenn wir von „dem Depressiven" sprechen (und z.B. für RCT-Designs Gruppen bilden)?

Psychologen und Therapeuten wissen zudem, dass schon ein Aspekt wie „Stress" keineswegs ein rein somatisches bzw. physisches Phänomen ist. Vielmehr ist vor allem das individuelle Erleben bedeutsam – und das in der Gesamtdynamik von genetischen und biographischen Aspekten, aktuellen Umweltbedingungen und vielen, vielen weiteren Einflüssen mehr. Solche selbst für einen Laien leicht einsehbare komplexen Wirkgefüge außer Acht zu lassen, mag zwar dem Zeitgeist nach simplen Erklärungen dienen, dient aber nicht dem Verständnis von dem, was wir „Depression" nennen.

Krieg dem Terror?

Kommentar in Heft 4/2015

Dieser Beitrag entsteht Mitte November 2015 – in Tagen, in denen die Medien übervoll sind mit Sonderseiten und Sondersendungen zu den blutigen Terroranschlägen in Paris. Auch ich kann mich dem Entsetzen, das diese Geschehnisse auslösen sollten und ausgelöst haben, nicht entziehen. Das will ich auch gar nicht – ebenso, wie ich mein Mitgefühl mit den Opfern nicht unterdrücken will und meine Erleichterung darüber, dass das Vorhaben misslungen ist, Sprengsätze im Fußballstadion zu zünden um eine Massenpanik unter den zehntausenden Zuschauern auszulösen. Ich stehe dazu, dass auch für mich der aktuelle Fokus auf die Gräueltaten in Paris anderes in den Hintergrund drängt. Manche scheinbar so wichtigen Probleme und Sorgen werden da etwas unscheinbarer.

Aber eben nicht alle und nicht lange: Nach etlichen Tagen massenmedialem Hype spüre ich meine trotzige Reaktion: Wo bleiben eigentlich die Millionen jährlich elend verhungernden Kinder in den Medien (um nur ein „alltägliches" Problem zu nennen)? Nun ja: das ist nichts Neues. Aber ist etwas, an das wir uns offensichtlich gewöhnt haben und das daher keinen „Neuigkeitswert" besitzt, deswegen weniger entsetzlich? Gewiss nicht! – auch wenn wir andersherum nicht versuchen sollten, die „Entsetzlichkeit" quantitativ an der Anzahl der Toten zu vermessen. Aber es handelt sich weder hier noch dort um unausweichliche Naturkatastrophen, sondern um etwas, was Menschen anderen Menschen antun; sei es in fanatischer Mordabsicht, sei es aus Profitgier oder auch „nur" aus Blindheit für verursachtes Leiden anderer.

Denn diese Kinder sterben nicht einfach so. Manche sterben, weil Spekulanten aus dem Nahrungsmittelsektor sowie aus Ackerböden, Rohstoffen und anderen Ressourcen der „3. Welt" einen todbringenden Markt mit Profitmaximierung gemacht haben. Andere sterben an der rücksichtslosen Vergiftung industrieller Umwelten, der Schaffung von Arbeitsbedingungen, wo sie in ätzenden Flüssigkeiten watend Schuhe oder Kleidung für die „Edelmarken" der westlichen Welt herstellen, oder durch Arbeit in maroden aber daher umso profitableren Fabriken, in denen tödliche Unfälle eher typisch sind.

Wenn nun Frankreichs Präsident Hollande in einer Rede vor beiden Kammern des Parlaments die Terrorattacken von Paris als „einen Angriff auf unsere Werte, unsere Jugend, unseren Lebensstil" bezeichnet, meint er ganz sicher nicht den eben skizzierten Lebensstil und die damit verbundene Orientierung an einer maximalen „Wert-Schöpfung". Vielmehr meint er etwas, das als „Freiheit, Gleichheit, Brüderlichkeit" bereits seit der französischen Revolution als Inbegriff von humanistischen Werten menschlichen Zusammenlebens gilt, und das daher nicht nur in den Verfassungen vieler Staaten zu finden ist, sondern auch in Artikel 1 der UN-Menschenrechtscharta. Und in der Tat sind dies Werte, welche die blindwütigen pseudo-religiösen Fanatiker und Terroristen, allen voran der sogenannte „Islamische Staat", bekämpfen, weil es nicht ihrer „einzig wahren" Überzeugung entspricht. Dass dieser intolerante Wahn auch auf Menschen, die in Europa sozialisiert wurden, eine erschreckende Faszination ausübt – allein in Frankreich sollen sich fünf- bis achttausend junge Menschen dem IS angeschlossen haben – bedürfte dringend (auch) psychologischer Forschung und macht diese Terroristen nur noch gefährlicher.

Gleichwohl ist mit Blick auf die oben angerissenen Probleme zu fragen, wie weit diese von Hollande beschworenen Werte nicht auch von anderer Seite bedroht werden. Denke ich an nur wenige Hauptnachrichten innerhalb nur einer Woche „vor Paris", dann verweist der WV-Skandal, die Korruption bei der Vergabe der Fußballweltmeisterschaft(en), der Ausschluss des russischen Leichtathletikverbandes, das unwürdige Gerangel der europäischen Staaten um die Flüchtlingsströme und vieles mehr auf den globalisierten Werteverfall unseres Raubtierkapitalismus.

Und „unsere Jugend" wird eben auch von Arbeitslosigkeit, Niedrigrente und zunehmender Perspektivlosigkeit bedroht – und der Befürchtung, dass die klaffenden Ungleichheiten auf diesem Planeten, die nicht zuletzt mit „unserem Lebensstil" zusammenhängen, für eine langfristig friedliche Zukunft nicht förderlich sind, sondern zu weit größeren Konflikten und Verwerfungen führen könnten, als wir sie derzeit beobachten und erleben.

Solchen Gefahren kann aber nicht mit Krieg begegnet werden. Die schier unfassbare Menge an Bomben und Kriegsmaterial, bis hin zu Marschflugkörpern und Drohnen, hat weder Sicherheit noch Frieden noch Stabilität geschaffen – weder im Irak, im Iran, in Afghanistan, in Syrien noch sonst wo. Umgekommen sind dabei vor allem zehntausende Menschen aus der Zivilbevölkerung, und noch mehr verstümmelt und traumatisiert. Millionen Menschen wurden in die Flucht getrieben.

Daher ist die nun – hoffentlich nur kurzzeitig – ausgebrochene Kriegsrhetorik fehl am Platz. Statt unsere Kreativität auf immer effektivere Kriegsführung „gegen den Terror" zu richten, wäre vielleicht eher eine Besinnung darauf angebracht, wie wir dem internen Werteverfall begegnen können. Dazu sollten wir weit mehr Diskurse über die Frage einfordern, wie wir eigentlich leben wollen.

Wir alle können daran mitwirken, dass der Kontext, in dem unsere Entscheidungsträger handeln, nicht primär von Profit und Effektivität bestimmt wird, sondern sich mehr an Fragen nach Werten orientiert. Langfristig kann eine Kultur nicht durch Bomben, Abschottung oder Krieg überleben, sondern nur durch Diskurse über und Realisierung von solchen Werten, welche die Zukunft aller Menschen auf diesem Planeten im Auge haben.

Einseitiges „WELT"-Bild

Kommentar in Heft 1/2016

Die deutsche „Willkommenskultur" wird zusehends auf eine harte Probe gestellt. Die Euphorie, mit der sich die Deutschen im Sommer 2015, flankiert von ihren Medien, über sich selbst und ihre enthusiastische Begrüßung der Flüchtlinge in Begeisterungstrance versetzten, ist verflogen. Dazu hat zum einen die nüchterne Alltagsrealität beigetragen – weiß man doch, dass euphorische Zustände grundsätzlich nicht lange anhalten. Zum zweiten haben wohl die meisten Menschen hierzulande die Zahl der kommenden Flüchtlinge deutlich unterschätzt.

Dass nun realistischere Einschätzungen über die längerfristigen Perspektiven eingekehrt sind und Probleme nicht einfach vom Tisch gewischt werden, ist erfreulich. Denn ohne Realitätssinn wäre eine wünschenswerte, zumindest mittelfristig tragfähige Flüchtlingspolitik, nicht denkbar. Die Herausforderungen sind beachtlich, die Gegebenheiten überaus komplex, und einfache Lösungen dürfen nicht erwartet werden. Ein sachlich angemessener gesellschaftlicher Diskurs über Möglichkeiten und Grenzen (im doppelten Sinne) wäre somit notwendig und hilfreich.

Doch - wie nicht selten im Alltag – ebbt eine übertriebene, kurzsichtige Euphorie nicht einfach nur ab, sondern droht, sich ins Gegenteil zu verkehren. Und wieder wird auch dies von den Medien begleitet. Denn wenn in Befragungen als „Meinung der Deutschen" deren Ängste in Bezug auf die Asylanten „objektiv berichtet" werden, stellt sich die Frage, aus welchen Quellen die Bevölkerung ihre Informationen bezieht.

Nachdenkenswert ist die Mixtur aus Globalaussagen und individuellen Einzelschicksalen, welche auf die öffentliche Meinung nicht ohne Einfluss bleiben: Schon als im Juli 2015 Frau Merkel ein weinendes Flüchtlingsmädchen zwar „umarmte", aber auf ihre gesetzlichen Grenzen beim Bleiberecht hinwies, entfachten Medien einen Sturm der Entrüstung über die „hartherzige" Kanzlerin – der STERN meinte gar, über „die Eiskönigin" titeln zu müssen. Im September 2015 löste dann ein Foto eines toten Flüchtlingskindes am Strand von Bodrum eine massenmediale Lawine des Mitgefühls und der Empörung über die Flüchtlingspolitik der EU aus (obwohl bekanntermaßen Tausende zuvor – und danach! - im Mittelmeer ums Leben kamen).

Nun aber, seit Ende 2015, rückt das Leid realer Menschen aus dem medialen Fokus. Stattdessen werden Politiker mit Aussagen über Flüchtlings-„Ströme", -„Massen" oder gar „Lawinen" zitiert. An Einzelschicksalen werden nun die negativen herausgestellt: Berichte über kriminelle Handlungen, Bedrohungen, Drogendeals, etc. – und selbst erfundene Entführungen und Vergewaltigungen treiben tausende Fehlinformierter zu „Protesten" und zum „Schutz ihrer Kinder" auf die Straße.

In diesen Trend passt, dass z.B. die „Welt" am 17. 1. 2016 unter der Überschrift „Extrem fordernd, unzuverlässig und aufdringlich" ausführlich die Geschichte einer Beraterin in einer Hamburger Erstaufnahmestelle für Flüchtlinge unter das Volk streut. Schon der Titel macht klar, was dann in über 10.000 weiteren Zeichen ausgebreitet wird: Das Bild von undankbaren, ungebührlich fordernden, aggressiven, übergriffigen Asylanten – auch wenn es heißt „Natürlich darf man auf keinen Fall pauschal über alle Flüchtlinge urteilen" um dann aber im nächsten Satz zu betonen „Aber wenn ich ehrlich bin, dann ist die Zusammenarbeit mit 90 Prozent von denen, die ich treffe, eher unangenehm und leider nicht so, wie ich mir das vorher gedacht habe".

Immerhin hat diese Geschichte –von einer WELT-Redakteurin „protokolliert" – den Caritasverband Essen zu einem Pressegespräch veranlasst, in dem eine Flüchtlingsberaterin und eine Einrichtungsbetreuerin über ihre Erfahrungen in einem Wohnheim mit männlichen Flüchtlingen zwischen 18-30 Jahren berichten. Das liest sich völlig anders. Von „herausragender Dankbarkeit" und guter „Vertrauensbasis" ist dort die Rede und die „Betreuungsarbeit wird geschätzt". Ohne dass Probleme – z.B. mit der deutschen „Pünktlichkeit" – ignoriert werden.

Auch meine eigenen Recherchen im Raum Osnabrück ergaben, dass von vier Frauen, die in ähnlichem Umfeld mit männlichen Flüchtlingen arbeiten, keine von ihnen mit Respektlosigkeit oder gar demütigendem Verhalten zu tun gehabt hat.

Es geht nun aber nicht darum, die eine „Wahrheit" gegen die andere auszuspielen: Solche Einzelberichte sind immer selektiv. Auch sind die Erfahrungen der

Hamburger Beraterin – sofern diese denn ohne Bias „protokolliert" wurden –als solche ernst zu nehmen. Eine systematische Recherche in Deutschland würde wohl ein großes Spektrum an Erfahrungen – guten wie schlechten – als Ergebnis präsentieren. Wer würde auch anderes erwarten? Es ist hier auch nicht der Ort, näher zu analysieren, wie gut die Beraterin in Hamburg vorbereitet wurde, die sich „auf diesen Job" (!) „explizit beworben" und sich „wie verrückt darüber gefreut" hatte.

Wenn man Sätze liest wie: „ich habe voll Begeisterung in die Gegend gegrüßt und fand die alle ganz toll" und „Das wird sicher richtig super hier, habe ich mir gedacht", kann man eine angemessen-realistische Vorbereitung anzweifeln. Ebenso eine unterstützende Supervision, wenn die Kolleginnen bezüglich "Anmache" lediglich sagen „dass man nichts dagegen machen kann", oder als Ausweg folgt, „ich…lächle niemanden an, damit man das nicht falsch verstehen kann". Mangelnde Vorbereitung und Supervision der Beraterin kann man dieser nicht anlasten – aber auch nicht den Asylanten.

Da drängt sich mir die Frage auf, welche Motive wohl dahinter stehen, wenn bei einem – leicht zu recherchierenden – heterogenen Erfahrungsspektrum ein so einseitiges „WELT"-Bild verbreitet wird. Weder den Asylanten noch den FlüchtlingsberaterInnen noch einer angemessenen Debatte über die Flüchtlingsproblematik ist so etwas zuträglich.